Lucy Grealy hat bereits Preise für ihre Gedichte gewonnen. Sie ist mit zahlreichen Auszeichnungen und Stipendien geehrt worden. Lucy Grealy lebt heute in New York City.

Dieses Buch wurde auf chlor- und säurefreiem Papier gedruckt.

Deutsche Erstausgabe Dezember 1995
© 1995 für die deutschsprachige Ausgabe
Droemersche Verlagsanstalt Th. Knaur Nachf., München
Das Werk einschließlich aller seiner Teile ist urheberrechtlich geschützt.
Jede Verwertung außerhalb der engen Grenzen des Urheberrechtsgesetzes ist
ohne Zustimmung des Verlages unzulässig und strafbar.
Das gilt insbesondere für Vervielfältigungen, Übersetzungen,
Mikroverfilmungen und die Einspeicherung und Verarbeitung in
elektronischen Systemen.
Titel der Originalausgabe: »Autobiography of a Face«
Copyright © 1994 by Lucy Grealy
Originalverlag: Houghton Mifflin, New York
Umschlaggestaltung: Schlotterer & Partner, München
Umschlagillustration: The Image Bank/Astromujoff, München
Satz: Franzis-Druck, München
Druck und Bindung: Ebner Ulm
Printed in Germany
ISBN 3-426-75044-9

5 4 3 2 1

Lucy Grealy

Mein Gesicht
ist meine Seele

Eine Frau bewältigt die Folgen
ihrer frühen Krebskrankheit

Aus dem Amerikanischen
von Inge Holm

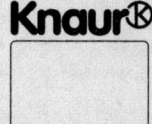

Für meine geliebten Freunde

Inhalt

Prolog

Pony-Party

Mein Freund Stephen und ich veranstalteten die Pony-Partys immer gemeinsam. Sie fanden auf den gepflegten Rasen jener ausgedehnten Vorortgemeinden statt, die rund um die Diamond-D-Reitställe und die umliegenden Äcker aus dem Boden geschossen waren. Mrs. Daniels, Besitzerin des Diamond D, packte die sich bietenden Gelegenheiten sofort beim Schopf und schickte ein paar ihrer Ponys auf Kindergeburtstage. Anfangs pflegte sie uns auf die Partys zu begleiten; ein Alptraum für Stephen und mich. Sie sah sich als eine Art Mrs. Roy Rogers und kleidete sich entsprechend peinlich: Fransenhemden, übergroße Gürtelschnallen und windschiefe Hüte. Ich stand einfach nur da, hielt ein Pony und wand mich innerlich vor Scham, als wäre sie meine Mutter. Doch als wir älter wurden, Stephen seinen Führerschein gemacht hatte und Diamond D in einen surrealen, konfusen und verwaisten Zustand der Anarchie versank, veranstalteten wir die Partys allein, was mir sehr zusagte.

Wir kamen immer zu spät zu den Geburtstagspartys. Das lag nicht nur daran, daß wir die Ponys erst in letzter Minute aufluden, sondern auch an unserer bemerkenswerten Neigung, uns zu verfahren. Aber das störte mich nicht sonderlich. Ich genoß die Fahrt durch die akkurat geplanten Straßen, während der Sommerwind durch das Führerhaus des Pick-ups wirbelte und mit den Krepppapierorden spielte, die provisorisch am Rückspiegel festgemacht worden waren. Wenn wir dann endlich an unserem Bestimmungsort angekommen waren, befestigten wir die Borten in den Mähnen und Schwänzen der Ponys; ein eher trauriger Versuch, eine festliche Atmosphäre zu schaffen. Die Wohngegenden unterschieden sich voneinander. Die Palette reichte von schmalen, baumgesäumten, mit Häusern im Ranchstil vollgestopften Straßen bis zu breiten Boulevards, an denen hier und da eine hochherrschaftliche Villa im Tudorstil zu sehen war. Doch allen Wohngegenden in Rockland County schien eine gewisse Blaupausen-Qualität gemein zu sein: Die Häuser sahen eines wie das andere aus, abgesehen von gelegentlich auftauchenden Zementrehen oder kunstvoll bearbeiteten Büschen. Stets tauchte ein Hund auf und folgte dem Anhänger eine Weile über das, was mehreren aneinandergereihten Rasenstücken glich. Er stieß an eine geheimnisvolle Hunde-Demarkationslinie, bevor er plötzlich zurückblieb, nur um durch ein anderes Exemplar seiner Art ersetzt zu werden, das uns einige Rasen weiter bellend nachsetzte.

Ich mochte diese Hunde, ihre Zielstrebigkeit, ihren Sinn für Vergnügen und Verantwortung. Aber am besten gefiel mir, wenn wir uns verfuhren und ich mit Stephen durch fremde Wohngegenden kutschierte. Während wir an den Häusern vorbeifuhren, starrte ich in die Fenster und stellte mir vor, wie die dort wohnenden Familien wohl wären. Ich hatte nur eine verschwommene Vorstellung davon, die einzig auf dem beruhte, was ich im Fernsehen und in Filmen gesehen hatte. Ich stellte mir einen Vater vor, der in einem Lehnstuhl neben einer Lampe saß, deren Schirm mit einer Reihe schmaler weißer Quasten gesäumt war. Irgendwo in der Nähe plauderte eine passend gekleidete Frau am Telefon mit einer Freundin, während ihre Kinder den Tisch deckten. Während sie das selbstgekochte Mahl in aufeinander abgestimmten, weißen Schüsseln herumreichten, fragte man einander, wie denn der Tag gewesen sei. Vielleicht erwähnte einer von ihnen sogar den ungewöhnlichen Pferdeanhänger, der heute am Haus vorbeigefahren war. Jene Familien ähnelten nicht im geringsten der meinen. Diese Gewißheit, zusammen mit einem Gefühl vager Überheblichkeit und einer noch vageren Sehnsucht, machte mich stolz. Ich genoß das Wissen, daß ich jener Mensch in dem surrealistischen Gefährt mit den um sich tretenden Ponys und dem wütenden Auspuff war, und ebenso, daß ich heute an ihrem Haus vorübergefahren war und daß ich ihr Leben gestreift hatte.

Als wir endlich mit den Ponys unser Ziel erreicht hatten, wurden wir von aufgeregten Kindern begrüßt. Sie kamen mit ihren verrückten Hüten aus dem hinter dem Haus gelegenen Garten gelaufen, während ihre nunmehr vergessenen Ballons, die bunt hinter ihnen hertänzelten, auf der Suche nach einem Baum oder einem Telefondraht davonflogen. Die Ponys reagierten auf die fremden Geräusche und Gerüche ähnlich aufgeregt und ließen prompt mitten auf der Auffahrt einen Haufen fallen, was wiederum mit empörtem Murren kommentiert wurde.

Doch mein Vergnügen angesichts der Kinder währte nicht lange. Ich wußte, was kommen würde. Sobald sich die Aufregung über die Ponys gelegt hatte, würden sie mich bemerken. Mir fehlte ein Teil des Unterkiefers, was meinem Gesicht eine seltsame, dreieckige Form verlieh, die noch dadurch betont wurde, daß es mir unmöglich war, meinen Mund richtig zu schließen. Als ich mit den Pony-Partys anfing, waren meine Haare durch die Chemotherapie noch kurz und dünn. Als sie länger wurden, machte ich alles noch schlimmer, weil ich ständig meinen Kopf senkte, mein Gesicht hinter dem Haarvorhang versteckte und wie ein nervöser Schauspieler verstohlen nach der Welt dort draußen spähte. Aber anders als ein Schauspieler, der sein Publikum insgeheim liebt, mochte ich das meine nicht. Ich wäre am liebsten für immer hinter diesem Vorhang stehen geblieben, den Kopf in ewiger Ehrerbietung gesenkt. Denn auch ich war von meinem Publikum abhängig. Seine Billigung oder Mißbilligung bedeutete mir alles, und leider glaubte ich mit jeder Zelle meines Körpers, daß das Wort Billigung nicht in meinem Manuskript stand. Damals war ich vierzehn Jahre alt.

»Ich *hasse* es. Warum mache ich es überhaupt?« fragte ich bei jedem Ausflug. Aber mir blieb keine andere Wahl, wenn ich meinen Job im Reitstall behalten wollte. Jeder mußte Pony-Partys machen. Ausnahmen gab es nicht. Jahre später erklärte mir ein Freund, wie seltsam es doch sei, daß ein erwachsener Mensch ein Kind mit einem entstellten Gesicht auf einer Kinderfeier arbeiten ließ. Aber damals war es kein Problem. Wenn meine Gegenwart in diesen Gärten eine Anomalie darstellte, dann nicht nur wegen meines Gesichtes. Tatsächlich schien mein merkwürdiges Gesicht irgendwie zu den sonstigen Merkwürdigkeiten und Mängeln von Diamond D zu passen.

Diamond D war ein kleines Fleckchen Erde auf einem sanft geschwungenen Hügel. Jeden Frühling hinterließ die Schneeschmelze knöcheltiefen Matsch, der erst im Hochsommer verschwunden war. Mrs. Evans besaß eine Reihe merkwürdiger Charakterzüge, die das Leben in Diamond D unberechenbar machten. Wenn sie nicht gerade versuchte, unsere Seelen zu retten oder Stephens vermeintliche Homosexualität zu bedrohen, indem sie ihm unerwartet ihre Brüste zeigte, zog sie mit uns durch die Läden und forderte uns zum Stehlen auf, wobei sie ihre kriminellen Andeutungen wie ein geschickter Betrüger fallenließ.

Niemand in Diamond D hatte eine Ahnung, wie man sich um Pferde kümmerte. Die meisten Tiere waren im Freien untergebracht, in drei kleinen, graslosen Pferchen. Der Stall stand kurz vor dem Zusammenbruch; jedesmal, wenn man ihn betrat, hörte man aufgestörte Ratten auseinanderstieben. Das »Personal« bestand aus einem Haufen Junior- und High-School-Kids, die gern arbeiteten, wenn sie dafür reiten durften. Zu den Haupteinnahmequellen gehörte neben den Pony-Partys das Vermieten der Pferde. Jeder, der bereit war, zehn Dollar hinzublättern, durfte auf ihnen reiten. Die Pferde hatte man auf einer Auktion ersteigert, deren Hauptbieter der Fleischeinkäufer einer Hundefutterfirma war. Diamond D stellte für viele nur eine Zwischenstation dar. Die Atmosphäre der Vernachlässigung, die den Reitstall umgab, war eher einer Folge der Unwissenheit als der Apathie. Es war nicht so, daß wir uns nichts aus den Pferden machten, wir wußten es einfach nicht besser. Und für die meisten von uns, besonders für mich, war Diamond D ein Hafen, ein Zufluchtsort. Ich mußte zwar die Pony-Partys über mich ergehen lassen, aber das war ein Preis, den ich gern zahlte, wenn ich nur mit den Pferden allein sein konnte. Ich glaubte, Tiere seien im Besitz einer höheren Wahrheit, und ich wollte an ihrem Wissen teilhaben. Tiere hielt ich für die einzigen Lebewesen, die mich verstehen konnten.

Ein paar Monate nach der Chemotherapie suchte ich in den *Gelben Seiten* nach Reitställen, bei denen ich um Arbeit fragen konnte. Gerade vierzehn Jahre alt und mir noch nicht der Folgen meiner Operation bewußt, durchforstete ich die Rubriken. Es war der 4. Juli. Mrs. Evans war wie immer ausgebucht und sagte, ich würde genau im richtigen Augenblick anrufen. Überglücklich lief ich in die Küche, um meiner Mutter mitzuteilen, daß ich einen Job in einem Reitstall hätte. Sie sah mich zweifelnd an.
»Hast du ihnen von dir erzählt?«
Ich zögerte und log: »Ja, natürlich.«
»Bist du sicher, daß sie wissen, daß du krank bist? Wirst du dem gewachsen sein?«
»Natürlich«, erwiderte ich gereizt, aber mit überzeugender Stimme.
Tatsächlich war es mir überhaupt nicht in den Sinn gekommen, Mrs. Evans gegenüber etwas vom Krebs oder meinem Gesicht zu erwähnen. Ich war mir glücklicherweise immer noch nicht meines Aussehens bewußt und dachte, die Leute würden mich wegen meiner kurzen Haare anstarren. So fuhr meine Mutter freundli-

cherweise, nichts wissend von der Welt, in die ich eintreten sollte, meine rund sechzig Pfund nach Diamond D, wo mein bleiches und mißgestaltetes Gesicht alle zu überraschen schien. Man ließ mich ein paar Pferde tränken in dem Glauben, daß ich es nicht länger als einen Tag aushalten würde. Ich blieb vier Jahre.

Am ersten Tag lief ich mit einem geschecktem Pferd immer wieder im Kreis herum, vollkommen berauscht vom Pferdeduft. Doch mit jedem Kreis, jedem neuen Kind, das ich in den kleinen Sattel hob, wurde mir unbehaglicher zumute, und mit jeder Bahn sank mein Kopf ein wenig weiter nach vorn. Im Laufe der Zeit bekam ich heraus, wie man Pferde behandeln mußte und, was noch wichtiger war, wie man den starrenden Kinderaugen entging.

Jedesmal, wenn unser Wagen in eine Auffahrt bog, erinnerte ich mich kurz daran, wie aufgeregt ich gewesen war, als ich zum ersten Mal Ponys aus der Nähe sah. Doch ich wußte auch, daß diese Kinder anders lebten als ich. Von ihnen lernte ich die Sprache der Paranoia: Wenn sie flüsterten, tuschelten sie über mich und mein Aussehen; jedes Lachen war ein Witz auf meine Kosten.

Ich machte aus meiner Befangenheit ein Folterinstrument, das ich so lange schärfte, bis es dazu taugte, mir für den Rest meines Lebens zu dienen. Und ich hatte nicht völlig unrecht: Sie starrten mich an und lachten über mich. Kinder können unglaublich grausam sein und mit erschreckender Genauigkeit die schwache Stelle treffen. Die Kinder auf diesen Partys waren noch recht jung und ließen, da sie von Erwachsenen umgeben waren, selten direkt grausame Bemerkungen fallen. Doch mich schmerzten ihre unverblümten und ungenierten Blicke mehr als die Spötteleien meiner Mitschüler, die Sticheleien in der Schule, wo die Unsicherheit wie ein drohend aufragender Geist in einer verhexten Maschine alles und jeden antrieb. Doch hier in diesen Gärten, deren Rasen so exakt geschnitten war, daß es weh tun mußte, wenn man darüber spazierte, ging es nur um mein Gesicht und meine Häßlichkeit.

Diese Eigentümlichkeit der Bedeutung – *ich* war mein Gesicht, *ich* war Häßlichkeit – bot jedoch, obwohl sie manchmal unerträglich war, einen möglichen Ausweg. Sie wurde zur Startrampe, von der man abheben konnte, zur sofort erkennbaren Stelle, auf die ich deuten konnte, wenn man mich fragte, was mit meinem Leben nicht stimmte. Alles führte zu ihm, alles floh vor ihm – mein Gesicht als persönlicher Nullpunkt. Der Schmerz, den mir diese Kinder durch ihr Anstarren bereiteten, übertönte jeden anderen Schmerz in meinem Leben. Doch manchmal, wenn der unermeßliche Ozean mich gänzlich zu verschlingen drohte, war mir, als würde eine größere Macht mich emporreißen und in die Lage versetzen, mich so leicht, sorglos und fremd zwischen ihnen zu bewegen wie das neben mir trottende Pony mit dem vor Aufregung erhobenen Schwanz und den in Erwartung einer kurzen Begegnung mit einer Welt jenseits seines Vorstellungsvermögens weit geöffneten Nasenlöchern.

Die Eltern waren eine andere Geschichte. Bei unserer Ankunft kamen sie mit eisgekühlten Drinks im Schlepptau ihrer Kinder und machten eher praktische Bemerkungen über die Haufen auf der Auffahrt. Wenn sie Stephen und mir auf Anhieb gefielen – wir urteilten stets spontan –, schaufelten wir die Ponyäpfel fort; wenn nicht, behaupteten wir, das Saubermachen sei nicht im Preis inbegriffen. Stephen entstammte einer großen, typisch amerikanischen Familie, aber für mich waren diese Erwachsenen unergründlich und faszinierend. Die Frauen mit ihren hell geschminkten Lippen und ihren langen, glänzenden Fingernägeln; die Väter, die zu stark nach After-shave dufteten, mit ihren protzigen, goldenen Uhren.

Es war Ende der siebziger Jahre. Eine Reihe von Firmenverwaltungssitzen hatten sich in unserer Gegend niedergelassen. Mit ihren Ententeichen und Springbrunnen ähnelten diese »Industrieparks« eher Luxushotels als Bürogebäuden. Und der frischgewachsene Vorstadtrasen, auf dem ich die Ponys herumführte, war eine direkte Folge dieser Produktivität. Jene Eltern brachten es auch fertig, mein Außenseitergefühl noch zu verstärken, indem sie mich an das erinnerten, was meine Familie nicht besaß: Geld.

Eigentlich hätte meine Familie Geld haben sollen. Das stimmte nicht nur im praktischen Sinne – mein Vater war ein erfolgreicher Journalist –, sondern war auch Bestandteil unserer Familienmythologie, in der viel von gefallenem Adel die Rede war. Wir waren abgeschobene Fremde, Europäer, die erst kürzlich einen Fuß auf den Boden dieser fremden Welt gesetzt hatten. Wenn wir das Geld hätten, auf das wir ein Anrecht zu haben glaubten, würden wir es niemals für etwas so Weltliches wie ein Haus in Spring Valley oder etwas so Albernes und Triviales wie eine Pony-Party ausgeben.

Doch leider materialisierte sich das mythologische Geld nicht. Trotz des guten Jobs meines Vaters bei einem großen Fernsehsender wurden wir von Inkassobüros bombardiert, während unser Haus buchstäblich über unseren Köpfen auseinanderfiel. Entweder weil meine Eltern nicht willens oder weil sie unfähig waren – ich bin mir nicht sicher, welches von beiden zutraf –, Geld für richtige Handwerker auszugeben, wurde unser Haus gerade eben noch von einem komplizierten System aus Draht, Klebeband und Kitt zusammengehalten; Materialien, die mein Vater nach dem Zufallsprinzip an den Wochenendnachmittagen gutmütig überall im Hause verteilte. Er pflegte bei der Arbeit zu singen. Opernarien wurden von aktuellen Top-Forty-Hits oder den uralten Liedern seiner Kindheit abgelöst. Das Potpourri wurde gelegentlich unterbrochen, wenn er dem Hund, der aufmerksam zuhörte, geduldig erklärte, was er da machte.

Alles, was mein Vater befestigte, hielt im allgemeinen nicht länger als ein paar Monate. Wenn es regnete, mußten wir unsere Toilette in einem an Zen-Buddhismus erinnernden Ritual hüpfend und schüttelnd umschmeicheln, damit sie beim Spülen nicht den Inhalt des Spülkastens auf den Kellerboden leerte. Wenn man an der Backofentür vorbeikam, hatte man stets das Gefühl, als müsse man ihr seine Verehrung erweisen, damit sie nicht mit einem fürchterlichen Krachen aufsprang. Der Pantheismus regierte.

Ähnlich war es mit meiner Mutter. Sie mußte auf eine ganz bestimmte, vorgeschriebene Weise behandelt werden; obwohl die genauen Regeln sich ständig und ohne Vorwarnung zu ändern schienen. An einem Tag war es nicht so schlimm, wenn keine Milch mehr im Hause war, am nächsten war es ein Zeichen für den Egoismus ihrer Kinder, das Versagen unseres Vaters und für ihr tragisches, vergeudetes Leben. Geld, so wurde uns wenigstens eingetrichtert, war die Wurzel unseres Unglücks. Und wenn ich mit Stephen durch die »bourgeoisen« Vororte fuhr – mein radikaler älterer Bruder hatte mir beigebracht, sie als solche zu bezeichnen –, glaubte ich wirklich, daß, wenn es unserer Familie so gutginge wie jenen, ein Extrakarton Milch kein Problem und meine Mutter mehr als erfreut gewesen wäre, Gallone um Gallone zu kaufen, bis das ganze Haus in frischer Milch versank.

Obwohl die ganze Familie unter der Wut meiner Mutter litt, argwöhnte ich in meinem Herzen, daß es zum Teil meine und nur meine Schuld war. Krebs ist eine unanständig teure Krankheit: Ich sah die Rechnung und hörte, wie sich meine Eltern stritten. Es bestand kein Zweifel, daß ich für einen Großteil der Geldprobleme meiner Familie persönlich verantwortlich war; also war ich auch schuld am unglücklichen Leben meiner Mutter. Während der zahllosen Auseinandersetzungen meiner Eltern über Geld saß ich schweigend in der Küche, unfähig, mich zu bewegen, lange nachdem meine Brüder und Schwestern in ihre Schlafzimmer geflüchtet waren. Ich saß da und hörte zu; für mich war es eine Form von Buße.

Ich war sicher, daß sich die Eltern der Pony-Party-Kinder nie stritten, oder wenigstens nicht über etwas Wichtiges. In meinem Groll verachtete ich sie; ihre taktlosen Häuser, ihre verwöhnten Kinder. Diese Gefühle hätten rein politischer Natur gewesen sein können, linkslastig wie meine Brüder, von deren eigentlichen Philosophien ich nur sehr wenig verstand, wenn da nicht mein Gesicht gewesen wäre.

»Was ist mit ihrem Gesicht passiert?«

Die Mütter beugten sich vor, um die Frage besser verstehen zu können, und warfen mir, noch immer vornübergebeugt, einen verstohlenen Blick zu, um sich sofort wieder abzuwenden. Ich verstand nicht immer, was sie ihren Kindern antworteten, doch wußte ich aus Erfahrung, daß ihre vagen Ermahnungen, höflich zu sein, die Neugier des Kindes kaum befriedigen würden.

Während sich der Blick der Kinder schnell und geschickt in mein Innerstes bohrte, vermittelten mir die Blicke der Eltern ein seltsames Gefühl der Macht, während ich beobachtete, wie sie unbeholfen versuchten, so zu tun, als würden sie mich nicht sehen. Ich führte ihre wohlgestalteten Kinder auf den Rücken der Ponys herum; Kinder, die nur ein paar Jahre jünger waren als ich damals, als ich mit neun Jahren an Krebs erkrankte.

Nachdem ich ein weiteres Mal an den Schaukeln vorbeigekommen war und einen Bogen gemacht hatte, um das nächste Kind abzuholen, das neben dem Picknicktisch voller Kuchenplatten, Saftflaschen und Partyschleifen wartete, legte ich eine Pause ein. Ich begegnete ihnen mutig wie ein Dickensscher Geist und stellte mir vor, daß meine Gegenwart sie an das erinnerte, was hätte sein können. Das, was ich durchgemacht hatte, war der Alptraum eines jeden Elternpaares. Ich gestattete mir anzunehmen, daß meine Gegenwart für sie eine Gefahr darstellte. Und meine Vermutung wurde von den Eltern bestätigt: sie gingen an mir vorbei, um mich herum und lächelten mich manchmal sogar an. Aber nicht ein einziges Mal während der rund drei Jahre, die ich mit den Pony-Partys zu tun hatte, fragte mich jemand, was mit mir geschehen sei.

Sie fühlten sich unwohl wegen meines Gesichtes. Ich ignorierte die empfindliche Kränkung, indem ich jener Seite von mir, die sich verzweifelt nach jeder Art von Definition sehnte, erlaubte, diesen makabren Zustand wenn auch nicht mit Genuß, so doch standhaft auszuspielen.

Zoom-Linsen, ausgeklügelte Blitzlicht-Systeme, perfekter Fokus – es entging mir nicht, daß diese Kameras wahrscheinlich mehr wert waren als die Ponys, die damit aufgenommen wurden. Ich fühlte mich körperlich bedroht, sobald ich die dick gefütterten Taschen erblickte, hörte, wie der Reißverschluß geöffnet wurde, und bemerkte, wie der Apparat vorsichtig aus seinem maßgeschneiderten Schaumgummifutteral genommen wurde. Wenn es soweit war, hielt ich mich automatisch am Halfter des Ponys fest, sorgsam darauf bedacht, seinen Kopf hoch zu halten und an mich zu drücken für den Fall, daß es plötzlich Lust verspüren sollte, ein Büschel Gras auszurupfen. Oder ich wandte meinen Kopf ab und tat so, als spiele sich gerade in diesem Augenblick neben mir etwas Wichtiges ab; etwas, das mich veranlaßte, jedesmal den gleichen Winkel einzunehmen, so daß meine Haare wie ein perfekter Tarnschild zwischen mir und der Kamera lagen. Ich stand vollkommen still da, genauso bewegungslos wie bei den zahllosen Sitzungen für die medizinischen Fotos: Gesamtansicht von vorn, Drehen nach links, nach rechts, jetzt ein Dreiviertelfoto von links. Ich zog einen gewissen Stolz daraus, daß ich mich in dieser Routine gut auskannte. Einige dieser medizinischen Fotos habe ich sogar in Büchern wiedergefunden. Seltsamerweise macht es mir nicht viel aus, mir diese sterilen, hellen Fotos anzusehen. Erstens weiß ich, daß sie sich nur Ärzte anschauen, und zweitens bin ich möglicherweise ein wenig stolz darauf, ein derart interessanter, der Dokumentation werter Fall zu sein. Oder vielleicht glaube ich nicht wirklich, daß ich es bin, die dort sitzt.

Als mein Arzt mich einmal zu lange in seinem Untersuchungszimmer warten ließ, blätterte ich meine Krankenakte durch. Es war, wie ich sehr wohl wußte, strengstens verboten. Ich war ganz aufgeregt, als ich einen ganzen Teil voller Diapositive entdeckte, die in einem eigenen durchsichtigen Plastikhefter steckten. Ich nahm eines heraus, hielt es gegen das Neonlicht, starrte es einen Augenblick lang an und tat es vorsichtig wieder an seinen Platz zurück. Das Foto zeigte mich auf dem Operationstisch. Ein Großteil der rechten Gesichtshaut war zurückgeklappt und enthüllte etwas, das verschwommen an ein Gesicht, einen Hals erinnerte, jedoch die Farbe und Beschaffenheit eines rohen Steaks hatte. An der Seite glänzte eine Klammer, die etwas Undefinierbares festhielt. Ich war nicht besonders beunruhigt. Blut hat mich immer schon fasziniert, und wäre es jemand anderer gewesen, hätte ich das Diapositiv stundenlang anstarren können. Aber in diesem Fall schob ich es einfach wieder in das passende Fach zurück und vermerkte im Geiste, mir nie wieder Diapositive aus meiner Akte anzuschauen.

Mit der gleichen unbewegten, doch gleichzeitig arroganten Haltung wartete ich darauf, daß ein Vater auf den Auslöser drückte. Diese Fotos brauchte ich mir wenigstens niemals anzuschauen; obwohl ich mir heute noch vorstelle, wie ich jemanden kennenlerne, der mir sein Fotoalbum zeigt, und dort, mitten auf der Seite, bin unerklärlicherweise ich zu sehen, wie ich ein Pony halte. Ich habe nur ein einziges Pony-Party-Foto von mir gesehen, auf dem ich ein kleines kastanienbraunes Pony halte, dessen Name mir nicht mehr einfällt. Ich sehe zerbrechlich, dünn und natürlich merkwürdig aus, doch nicht annähernd so abstoßend, wie ich damals angenommen habe. Ich bin von einer Schar Kinder umgeben, die alle darauf warten, an die Reihe zu kommen. Bei so vielen Kindern verkrampfte sich mein Magen immer. Aber nach meinem Gesichtsausdruck zu urteilen, habe ich mich davon überzeugt, daß es mir nichts ausmacht, während ich auf das Ende der Reihe deute. Die Kinder sehen älter aus als sonst bei Pony-Partys üblich: Einige von ihnen sind älter als neun, das Alter, in dem ich erkrankte. Wahrscheinlich dachte ich damals, als ich sie in einer Reihe aufstellte, auch daran.

Ich höre immer noch den metallischen Hufschlag der Ponys auf der Rampe des Anhängers; ein Geräusch, das stets den letzten Akt ankündigte, in dem wir die Ponys in den heißen und stinkenden Anhänger luden, um sie wieder nach Diamond D zurückzubringen. Fünfzehn Jahre später fallen mir beim Anblick des Fotos Fragen ein, die ich mir kaum eingestehen will. Zum Beispiel, wie wir es schaffen, die Menschen zu werden, die wir werden sollten. Welche Beziehung haben die Personen auf den Fotos heute zu denen, die sie damals waren? Wie kommt es, daß wir alle in einem kurzen Augenblick ertappt wurden? Da stehe ich und tue so, als könne mich nichts auf der Welt erschüttern, während die Kinder sich in einer Reihe aufstellen; einige aufgeregt, andere erschrocken; aber alle stehen, auf meinen Befehl, fein ordentlich in einer Reihe, eines hinter dem anderen, wie die zukünftigen Tage.

Kapitel 1

Glück

Peng!

Ich wurde buchstäblich von Joni Friedman in die Gegenwart, in das unmißverständliche *Jetzt* gestoßen, als ihr Kopf mit meinem rechten Unterkiefer zusammenstieß. Bis zu diesem Augenblick hatte mein Körper im gleichen Raum existiert, war innerhalb der Grenzen eines Kreises von Kindern aus dem vierten Schuljahr herumgelaufen, die sich zu einem Dodge-Ball-Spiel zusammengefunden hatten, doch im Geiste war ich an einem anderen Ort gewesen. Meistens war ich eine begeisterte Sportlerin, und es war mir außerordentlich peinlich, wenn es mir nicht gelang, mutig und geschickt die Bewegungsphasen eines schwirrenden Springseils abzupassen, bei dem immer die Gefahr bestand, verletzt zu werden, wenn man im falschen Augenblick eintauchte – wie bei einem dieser Schutzschilde in der Science-fiction. Noch peinlicher war es, wenn ich wieder einmal das schwächste Glied in der Schulstaffel war. Wie konnte jemand daran zweifeln, daß die Reihenfolge, in der man für das Softball-Team ausgewählt wurde, haargenau mit der Reihenfolge übereinstimmte, in der das Leben seine Gefälligkeiten verteilen würde?

Was nicht heißen soll, daß ich mich für einen schwachen oder schreckhaften Menschen hielt. Bei den zwanglosen Spielen war ich hervorragend, besonders beim Ringen. Ich konnte jeden Jun-

23

gen in meiner Straße schlagen, nur einen nicht. Beim Kriegspielen wurde ich immer gefragt, ob ich nicht Späher sein wolle, denn ich war als guter Anschleicher bekannt. Wenn es darum ging, Risiken auf sich zu nehmen, tat ich fast alles, egal wie lächerlich oder gefährlich es auch war; alles außer Wirbellose und Amphibien essen. In meinem Viertel zollte man mir einen gewissen Respekt, nicht nur, weil ich einmal aus einem Fenster im zweiten Stock gesprungen war, sondern auch, weil ich einen alten und gräßlich stinkenden Nachbarshund aufs Maul küssen würde, wann immer man mich darum bat. Ich war ein Wildfang *par excellence*.

Doch als die Spiele unter der Schirmherrschaft der Fleetwood-Elementary-Physik-Abteilung offizieller wurden, veränderte sich alles. Von der Minute an, wo eine Pfeife auf der Szene erschien und Grenzen benannt wurden, verwandelte ich mich in einen »Spasti«. Es schien alles so ungerecht zu sein: In meinem Innern wußte ich, daß ich ein großes, ja sogar ein Starpotential besaß, was jedoch keineswegs dazu führte, daß ich alle Bälle traf, die meinen Weg kreuzten. Ich gab schon früh auf, obwohl ich wußte, daß ich das stärkste Kind in der Klasse schlagen konnte, wenn es um Lesen, Buchstabieren oder Prüfungen ging. Und wenn ich dann faktisch als letzte für den Crazy-Kickball oder Staffellauf ausgewählt wurde, nahm ich aus Resignation eine gewisse gelangweilte Haltung ein. Das mag teilweise erklären, weshalb ich an jenem Tag, an dem mein Kiefer mit Joni Friedmans Kopf zusammenstieß, so unachtsam war.

Doch selbst wenn ich mehr damit beschäftigt gewesen war, mich zu fragen, ob Colleens Überlegenheit beim Dodge-Ball durch ihre Schwärmerei für David Cassidy gefährdet war oder ob andere gesellschaftliche Probleme der Vor-Pubertät das damalige Dodge-Ball-Spiel beherrschten, eines weiß ich ganz genau: Der Ball, dem ich nachjagte, gehörte *mir*. Ich brauchte mir noch nicht einmal die Mühe zu machen, die anderen darauf hinzuweisen, so offensichtlich war es. Doch genauso offensichtlich war, daß Joni versuchte, ihn mir abzujagen. Doch ich wich keinen Millimeter. Gerade als die Trillerpfeife das Ende des Spiel verkündete, kam der Ball auf uns – auf mich – zu. Ich beugte mich vor, Joni machte einen Satz zur Seite, und mit einem Schlag war jeder Gedanke an Colleens gesellschaftlichen Status oder Jonis Moral aus meinem Kopf verschwunden.

Ich spürte die Wucht des Zusammenstoßes in jeder einzelnen Zelle, während ich leicht benommen auf dem Asphaltboden saß. Alle anderen liefen, um sich in einer Reihe aufzustellen. Ich nehme an, daß Joni mich fragte, wie es mir ginge, doch ich erinnere mich nur noch daran, inmitten der laufenden, verschwommenen Beine auf dem Boden gesessen und mir die rechte Kieferseite gerieben zu haben. Irgendwie hatte mich das fasziniert, wie weh es tat und wie seltsam friedlich ich mich fühlte. Was nicht heißen soll, daß alles in Zeitlupe vor mir ablief; eine Erfahrung, die ich während anderer, kleinerer Vorfälle gemacht hatte. Es war, als hätte sich die Zeit auf geheimnisvolle, aber dennoch logische Weise auf eine andere Ebene verlagert. Ich hatte das Gefühl, in derselben Zeit, die man brauchte, um ein Wort zu bilden, über tausend unterschiedliche, bewundernswerte Wahrheiten spekulieren und theoretisieren zu können. Im nachhinein betrachtet ist es möglich, daß ich eine Gehirnerschütterung hatte.

Mein Kiefer pochte. Das Reiben schien keinerlei Wirkung zu zeigen: Der Schmerz war tief und unberührbar. Weil er vollkommen unerwartet gekommen war, gab es auch keine Angst, die meine Schmerzerfahrung veränderte. Angst und Erwartung, so sollte ich bald erfahren, waren die wesentlichsten Bestandteile des Schmerzes und standen im Gegensatz zum reinen und einfachen Schmerzempfinden. Es war ein fremder Schmerz und wahrscheinlich das erste und letzte Mal, daß ich einen derart unverfälschten Schmerz erfuhr; einen Schmerz, der eher verblüffte als schmerzte.

»Alles in Ordnung, Liebes?«

Aus dem Zwielicht gerissen, schaute ich zu Mrs. Minkin auf, die an diesem Nachmittag die Schulhofaufsicht hatte. Sie fiel in die Kategorie der »besorgten« Erwachsenen und gehörte dort wiederum der Unterabteilung der Erwachsenen mit »Läusen« an. Mrs. Minkin, die mit ihren buntkarierten Wollröcken und dem dick aufgetragenen Make-up in den Augen eines Schulkindes unheimlich häßlich aussah, war niemand, dem gegenüber ich bereitwillig meinen Schmerz zugeben würde.

»Mir geht es gut. Danke.«

Und mir ging es gut: So rasch, wie er gekommen war, war der Schmerz in meinem Kiefer auch wieder verschwunden, und ich war wieder zurück auf dem Schulhof, wo ich schnell aufstand und mir den Schmutz von den Kleidern wischte. Die Frage war nun, wie weit hinten ich jetzt wegen der lästigen Verzögerung stehen würde. In der Klasse angekommen, hatte ich den Vorfall bereits vollkommen vergessen.

Doch am Abend, als ich auf dem Wohnzimmerteppich saß und ernsthaft versuchte, mir eine Buchbesprechung aus den Fingern zu saugen, die ich schon seit zwei Wochen ständig vor mir hergeschoben hatte und die zu meinem Schrecken am nächsten Tag fällig wurde, fühlte ich mich wieder daran erinnert. Aber mit der Zeit kristallisierte sich die mögliche Lösung heraus: Ich hatte Zahnschmerzen. Was als Grund zum Schulschwänzen nicht so willkommen war wie eine Erkältung oder ähnliche Krankheiten, da es einen Besuch beim Zahnarzt zur Folge haben würde. Wären es nur leichte Zahnschmerzen gewesen, hätte ich wahrscheinlich den Zorn meiner Lehrerin der unvermeidlichen Aufregung meiner Mutter vorgezogen. Doch nachdem mir der Schmerz erst einmal aufgefallen war, schien er immer stärker zu werden.

Der Zahnarzt und ich waren bereits gute Bekannte, da ich mit schrecklichen Zähnen gestraft war. Man sagte uns, das sei für Menschen anglo-irischer Abstammung typisch. Doch meine Mutter fühlte sich durch diese Information persönlich beleidigt, und wie durch osmotischen Austausch schämte ich mich wegen des Zustandes meiner Zähne. Dr. Singer überzeugte meine Eltern davon, ihm eilends zu erlauben, daß er alles in seiner Macht Stehende für meine Milchzähne tat, falls man auch nur eine Möglichkeit wahrnehmen wolle, daß ich normale Erwachsenenzähne bekam. Ich kann mich nicht daran erinnern, was er gemacht hat, aber es kam mir so vor, als sei ich jede Woche zum Zahnarzt gegangen, damit er geheimnisvolle Dinge in meinem Mund verrichtete. Niemand mag Zahnärzte, doch was ich Dr. Singer am meisten verübelte, war, daß er mich gewohnheitsmäßig anlog.

»Streck deinen Daumen aus, und ich werde dir zeigen, wie ich deinen Zahn schlafen schicke, damit du keine Schmerzen hast.«

Ich streckte den Daumen aus.

»So, ich werde diese Medizin genauso auf deinen Zahn geben, wie ich sie auf deinen Daumen gebe«, sagte er, während er die Spritze leicht gegen den Finger drückte und einen Strahl klarer Flüssigkeit freiließ.

»Stärker als jetzt wird es nicht weh tun.«

Dann wandte er sich dem Instrumententablett zu, wobei mir sein Rücken die Sicht nahm, und wechselte die Spritzen aus. Bevor ich noch erkennen konnte, was da vor mir aufblitzte, stach er die Nadel tief in mein gereiztes Zahnfleisch. Ich war immer wieder überrascht, weshalb ein einfacher Strahl Flüssigkeit so schmerzen konnte. Obwohl Dr. Singer diesen schmutzigen Trick immer und immer wieder anwandte, kam ich zu dem Schluß, daß mit meinem Zahnfleisch etwas ganz und gar nicht in Ordnung sein mußte. Ich vermutete ein schreckliches Problem in meinem Mund. Da ich befürchtete, eine Beschwerde würde nur eine weitere und garantiert schmerzhafte Behandlung nach sich ziehen, behielt ich meine Zweifel für mich.

Im Laufe des Abends blieb mir immer weniger die Wahl, so zu tun, als hätte ich keine Zahnschmerzen. Schließlich ging ich zu meiner

Mutter und gestand ihr meinen Schmerz in dem gleichen gedämpften Ton, in dem ich ihr auch den Verlust oder die Zerstörung eines wertvollen Gegenstandes gestanden hätte. Und wie erwartet reagierte sie wütend. Natürlich war sie wegen der Situation, der Störung und der möglichen Kosten aufgebracht. Aber damals war ich noch zu jung, um derart feine Unterschiede machen zu können, und so nahm ich an, ihre Wut gelte mir, einzig mir.

Mein Vater spazierte ins Zimmer und erkundigte sich, was los sei. Da erst fiel mir mein Zusammenstoß mit Joni wieder ein. Diese neue Information schien meine Mutter noch wütender zu machen, besonders als mein Vater – der wie immer versuchte, die Spannung zu lösen – die Prognose zu äußern wagte: »Sie hat nur eine Erkältung in den Zähnen, das ist alles. Morgen ist sie wieder gesund.«

Seine Absicht war durchaus löblich, doch daß er nicht auf das Problem einging, machte die Situation noch schlimmer und bestätigte nur die Überzeugung meiner Mutter, daß sie die einzige in der Familie war, die den Tatsachen ins Gesicht sah. Was in einem gewissen Sinne auch stimmte. Doch sie sah niemals ein, daß wir uns zurückzogen, weil ihre Wut uns alle dermaßen erschreckte. Indem sie Probleme durch ihre persönliche Mühle drehte, hielt sie uns davon ab, offen darüber zu sprechen, wodurch das Problem nur noch schlimmer wurde. Meine Mutter war immer dann besonders gekränkt, wenn mein Vater den netten, gutmütigen Iren spielte und tröstliche Falschinformationen über die Welt verbreitete, wie etwa die Bemerkung, mein Zahn sei erkältet. Ich wurde mit zwei Aspirin und dem Versprechen einer Neueinschätzung der Lage ins Bett geschickt.

»Du hast eine Kiefersperre«, erklärten mir meine Brüder am nächsten Morgen gutgelaunt. Offensichtlich regte sie die Vorstellung an.

Ich gab ihnen, so gut ich konnte, murmelnd Antwort.

Sie waren nur allzu bereit, mir in allen Einzelheiten zu beschreiben, wie ich meinen Mund niemals mehr würde öffnen können; daß ich von nun an alles durch einen Strohhalm zu mir nehmen müßte. Obwohl ich mit einem geschwollenen und anscheinend gesperrten Kiefer aufgewacht war – es tat nicht weh, wenn ich versuchte, den Mund aufzumachen, und der Kiefer sah auch nicht aus, als könne ich ihn nicht mehr bewegen –, schien mir eine Milchshake-Diät kein so grauenhaftes Geschick zu sein. Vor allen Dingen gefiel mir die Vorstellung, daß ich wirklich krank war, daß ich gestern abend nicht so übertrieben hatte, wie ich glaubte. Ich war eindeutig krank, nicht nur im schulischen Sinne. Ich war ausgesprochen gut gelaunt. Meine Mutter vereinbarte mit unserem Hausarzt einen Termin für den späten Vormittag.

»Nun, angesichts der Schwellung, dieser Unbeweglichkeit und der Tatsache, daß sie einen schweren Schlag abbekommen hat, würde ich sagen, daß der Kiefer wahrscheinlich gebrochen ist.«
Ein gebrochener Kiefer. Das war die erste einer Reihe von Diagnosen und die mit Abstand unzutreffendste. Dr. Cantor erklärte mir ohne Umschweife, daß mein Kiefer, falls er gebrochen sei, verdrahtet werden müsse, damit er heilen könne. Doch zuerst müsse ich zum Röntgen ins Krankenhaus. Die Aussicht auf das Verdrahten entzückte mich nicht sonderlich, aber die Vorstellung, in die Notaufnahme eines Krankenhauses zu kommen, beschäftigte mich derart, daß ich über das, was danach kommen würde, nicht weiter nachdachte. Vielleicht hätte mich die Aussicht erschreckt, wären nicht *Emergency!* und *Medical Center* meine liebsten Fernsehserien gewesen. Die Möglichkeit, persönlich ein solches dreißigminütiges Drama zu erleben, versetzte mich in freudige Erregung. Meine Mutter behandelte mich nachsichtig und versuchte mich aufzuheitern, während ich in einer der durch Vorhänge abgetrennten Kabinen auf einem fahrbaren Tisch saß. Sie sagte, was für ein Abenteuer dies doch sei und wie eifersüchtig meine

Brüder sein würden, wenn sie wüßten, daß ich die Hauptdarstellerin in einem solchen Drama sei. Sie sagte mir, wie tapfer ich sei und wie glücklich alle waren, daß es mir und nicht Sarah, meiner Zwillingsschwester und erklärten Zankkatze, passiert sei. Sarah hätte bestimmt schrecklich geweint, wenn sie an meiner Stelle gewesen wäre, aber ich weinte nicht. Nein, ich war mutig und weinte nicht, folglich war ich ein gutes Kind. Damals schien die Gleichung aufzugehen.

Die Röntgenbilder kamen: Es war kein gebrochener Kiefer, sondern etwas, was sie Zahnzyste nannten, wahrscheinlich durch die Wucht des Zusammenstoßes verursacht, die einen meiner Backenzähne tiefer ins Zahnfleisch getrieben hatte, wobei der Unterkieferknochen getroffen worden war. Es sei nichts Ernstes, aber man müsse ihn herausoperieren, um eine Entzündung zu vermeiden. Ich ging mit meiner Mutter nach Hause, um meine Pyjamas einzupacken, dann fuhren wir zum *Pasack Valley Hospital,* einem kleinen Gemeindekrankenhaus der Nachbarstadt. Die Operation war für den nächsten Tag festgesetzt worden.

Von jener ersten Nacht im Krankenhaus weiß ich nur noch, daß ich nicht gut schlief und die meiste Zeit ein oberflächliches Gespräch mit dem Mädchen führte, das meinem Bett schräg gegenüberlag; ein Gespräch, in dem es in der Hauptsache um David Cassidy ging. Sie war besonders fasziniert davon, daß man mir im Laufe des Abends mehrmals die Temperatur maß, da man einer möglichen Infektion zuvorkommen wollte. Eine eigentlich harmlose Prozedur, hätte nicht die Krankenschwester darauf bestanden, die Messung rektal vorzunehmen. Allerdings machte sie sich nicht die Mühe, den Vorhang zuzuziehen, sehr zur Freude meiner Bettnachbarin, die aufrecht in ihrem Bett stand, um ja auch alles mitzubekommen. Sie kicherte. Ich hielt sie für eine Närrin, aber mir blieb nichts anderes übrig, als mitzukichern. Um Mitternacht kam eine Schwester vorbei und klebte ein NPO-Schild an mein Bett:

Nil Per Oral (nichts durch den Mund eingeben). Ich kam mir wie etwas Besonderes, wie auserwählt vor und erklärte meiner Nachbarin dreißig Sekunden, nachdem die Schwester mich darüber aufgeklärt hatte, in gönnerhaftem Ton, was Nil Per Oral bedeutete.

Jedes Krankenhaus hat seine eigenen Rituale. In manchen wird einem der Operationskittel bereits im Krankenzimmer angezogen, in anderen erst im OP. Einige Anästhesieabteilungen haben spezielle Räume, in denen der Patient betäubt wird, in anderen Krankenhäusern wird man sofort in den Operationssaal gebracht. *Pasack Valley* gehörte zu letzteren und hing, Gott segne ihre Herzen, der Theorie an, es sei besser, den Patienten so rasch wie möglich zu betäuben und dann erst die verschiedenen intravenösen Anschlüsse, die übrigen Nadeln und Schläuche ihrem körperlichen Bestimmungsort zuzuführen. Vom medizinischen Standpunkt aus gesehen ist das nicht gerade wünschenswert; idealerweise sollte man sofortigen Zugang zum Blutkreislauf und zum Atmungssystem haben, falls irgend etwas zu Beginn der Narkose schiefgeht. Doch vermutlich dachte man in dieser kleinen Kinderabteilung, das sei all die Tränen, Schreie und Kämpfe nicht wert. Betäube das Bewußtsein so rasch wie möglich, dann stecke nach Herzenslust Instrumente in den Körper.
Ich stellte mir immer noch vor, ich wäre in einer Fernsehsendung. Von der Vorbehandlung und der schlaflosen Nacht ein wenig benommen, war ich richtig überrascht, als ich des wirklichen Operationssaals ansichtig wurde. Auch die Fahrt durch den Flur mit Sicht auf die Decke war zufriedenstellend verlaufen. Ich war nur ein wenig enttäuscht, als ich das Amphitheater mit der Glaskuppel nicht entdecken konnte, in dem Reihen von Ärzten sitzen und auf mich hinabschauen würden, von meinem phantastischen Fall gefesselt. Doch das schimmernde Metall

31

und die eindrucksvollen Lampen waren genauso, wie ich es erwartet hatte. Das stimmte mich versöhnlich. Meine erste echte Chirurgenmaske blickte auf mich herunter und blockte das helle Licht ab.

»Ich werde dir jetzt diese Maske aufs Gesicht legen und dir ein wenig Luft zuführen, die dich schläfrig machen wird. Möglicherweise riecht es ein wenig seltsam.«

Seltsam war untertrieben: Es roch widerlich. Durch die schwarze Gummimaske drang ein derart fremder, chemischer Dampf, der so anders war als alles, was ich kannte. Ich hätte niemals vermutet, daß so ein Geruch überhaupt existierte. Ich meinte zu ersticken, kämpfte schwach dagegen an, versuchte meinen Kopf abzuwenden und griff nach der Maske. Jemand, den ich nicht sehen konnte, nahm meine Hände und drückte sie sehr fest, während ein anderer mir die Hand auf die Stirn legte, was mich augenblicklich beruhigte.

»Ich möchte, daß du deine Augen schließt, tief einatmest und dich entspannst. Denk an was Schönes. Hast du Haustiere?«

Ich begann die Namen meiner Haustiere aufzusagen, wobei ich mir eines immer lauter werdenden Summens bewußt war. Die Gegenstände um mich herum verloren ihre Konturen. Das Gesicht des Arztes und die Körper der Menschen, die neben ihm standen, erschienen nicht mehr als das, was sie waren, sondern als das, was sie nicht waren. Das Sprechen wurde immer schwieriger. Nachdem ich die Namen zweier Katzen von mir gegeben hatte, gelang es mir nur noch, mit jedem Atemzug eine Silbe auszustoßen, und selbst das schien nur mit größter Mühe möglich zu sein.

»Mach die Augen zu.«

Undenkbar. Erstens wollte ich nichts verpassen, und zweitens, was wäre, wenn sie glaubten, ich würde schlafen, und anfingen, mich aufzuschneiden, während ich nur die Augen geschlossen hatte? Die Furcht vor letzterem sollte mich auch bei den nachfolgenden Operationen verfolgen. Selbst nachdem ich Jahre später meine

Angst zugab und man mir den ganzen Ablauf geduldig erklärte, blieb ich wachsam.

Mir war übel. Ich kam nicht gegen das Gas an. Das Summen verschluckte jedes andere Geräusch. Schließlich konnte ich es nicht mehr länger aushalten. Ich drehte mich um und übergab mich. Eine fuchsienrote, zähe Flüssigkeit mit grünen Wirbeln kam aus meinem Mund und hinterließ einen interessanten Fleck auf dem weißen Laken. Ich muß gestöhnt haben, denn jemand stellte eine Metallschüssel in meine Nähe, in die ich, wenn auch vergebens, versuchte, mehr von diesem übelriechenden, aber seltsamerweise süßen Gebräu unterzubringen. Mir war immer noch übel, aber mein Magen gab nichts mehr her. Ich legte mich wieder hin und schloß erschöpft die Augen. Eine fremde Krankenschwester stand neben meinem Bett und bestand darauf, daß ich sie erstens anschauen und zweitens, zu meinem großen Ärger, noch namentlich identifizieren solle. Das letzte, was ich wollte, war, die Augen zu öffnen, ganz davon zu schweigen, mit dieser Frau zu sprechen, die mir als Krönung des Ganzen die lächerlichste Frage stellte, die ich jemals gehört habe: »Wie spät ist es, Lucinda?« Ich war es nicht gewohnt, daß man mich mit meinem vollen Vornamen ansprach. Sie deutete auf eine Wanduhr. Lächerlich, dachte ich. Konnte sie denn nicht begreifen, daß ich nur noch den Wunsch hatte zu schlafen; daß ich für den Rest meines Lebens nur noch schlafen wollte? Sie fragte mich dreimal nach der Uhrzeit. Und nur, um sie loszuwerden, riß ich mich zusammen und sagte es ihr. Es war zehn nach elf. Meine erste Operation war vorbei.

Sechs Monate später, irgendwann vor Ostern, kam ich mit einer geschwollenen und heißen rechten Wange aus der Schule. Seit der ersten Operation wurde mein Kiefer sporadisch bestrahlt, da kurz danach ein Knochenhöcker an der Kieferspitze, genau unter meinem Ohr, aufgetaucht war. Meine Mutter fragte immer wieder, was das zu bedeuten habe.

»Es ist nur eine Knochenwucherung. Kein Grund zur Sorge.«

»Aber es ist doch bestimmt nicht normal, daß ein junges Mädchen so eine Schwellung im Gesicht hat.«

»Es ist nur eine Knochenwucherung, Mrs. Grealy. So etwas tritt nach einer Operation häufig auf.«

Der Arzt, der noch nicht einmal ein richtiger Arzt, sondern nur ein Zahnarzt war, der sich spezialisiert hatte, lächelte bei jeder Frage herablassend. Und nichts konnte meine Mutter mehr in Rage bringen als diese Herablassung, die, wie auch ich feststellen mußte, unter Medizinern weit verbreitet ist.

Doch leider war ich eine typische Neunjährige, die jede sich bietende Gelegenheit ergriff, sich für ihre Mutter zu schämen. Warum mußte sie so einen Riesenwirbel veranstalten? Konnte sie nicht einfach akzeptieren, was man ihr sagte? Da ich nicht den Mut hatte, es offen auszusprechen, verdrehte ich jedesmal im Geiste die Augen, wenn meine Mutter und der Arzt aufeinandertrafen. Wenn ich geahnt hätte, wie klassisch und weit verbreitet mein Hang war, mich für meine Eltern zu schämen, hätte ich bestimmt darauf verzichtet und mich auf Mutters Seite geschlagen. Denn ich war eitel und stolz, wenn es darum ging, anders zu sein als die anderen. Ich wollte vor allen Dingen etwas Besonderes sein, und bis jetzt hatte mir meine Patientenrolle dieses Gefühl gegeben. Meine Lehrer behandelten mich merklich anders, und meine Freunde zollten mir eine neue Form von Respekt, seit ich unters Messer gekommen war.

Meine Mutter marschierte aufgebracht mit mir in Dr. Cantors Büro. Es war offensichtlich, daß ich an einer schlimmen Entzündung litt, die man nicht länger ignorieren konnte. Mein Herz hüpfte, als ich das Wort Notoperation in Verbindung mit meinem Namen hörte. Die fast schon sichtbar wachsende Schwellung, die aussah, als würde sie von Minute zu Minute schlimmer, mußte entwässert und gesäubert werden. Ich fragte, ob man mich mit der

Ambulanz ins Krankenhaus bringen würde, und war sehr enttäuscht, als es verneint wurde.

Was mich betraf, so war ich immer noch auf dem großen Abenteuertrip, der Star meiner eigenen Fernsehsendung. Bis zu diesem Zeitpunkt waren die einzigen großen Schicksalsprüfungen jene drohenden Gefühlsausbrüche gewesen, die über unserer Familie schwebten. Dieses körperliche Drama kam mir wie eine kleine Wohltat vor. Da gab es auch noch eine weitere Buchbesprechung, die noch nicht abgeschlossen war. Gerade, als ich dachte, die Lage sei hoffnungslos, tauchte dieser Glücksstreif am Horizont auf. Etwas, das so eindrucksvoll klang wie Notoperation, war nicht nur eine Verlängerung, sondern auch eine neue Geschenkrunde wert. Es kam mir seltsam vor, daß etwas so relativ Einfaches wie zum Beispiel, wegen einer Spritze nicht zu weinen, so großzügig belohnt wurde, während meine unglaublichen Anstrengungen, während einer der unzähligen Familienkrisen nicht einfach zusammenzubrechen, völlig unbemerkt blieben. Für mich sah es so aus, als sei mir etwas Gutes widerfahren.

Nach der Operation wies man meine Eltern an, mich in die *Strang Clinic* zu bringen, was man mir als eine Fahrt in die Stadt schilderte. Ich war ganz aufgeregt, dann ich liebte es, durch das schmutzige, labyrinthische Straßengewirr zu fahren, die vielen unterschiedlichen Menschentypen zu sehen und darüber zu staunen, daß all diese Geräusche auf einmal existieren konnten: Hupen, Sirenen, menschliche Schreie. Hier lernten wir den exzentrischen Dr. John Conley kennen, einen der führenden Experten auf dem Gebiet der Kopf- und Halsoperation. Nach einer eingehenden Untersuchung wurden Vorkehrungen getroffen, mich in den Kinderflügel des *Columbia Presbyterian Hospital,* das auch als Baby-Krankenhaus bekannt war, einzuliefern.

Wenn eine Filmheldin harmlos hustet, weiß man genau, daß sie spätestens zwei Szenen später unter einem Sauerstoffzelt liegt;

wenn im Film ein Mann auf dem Bahnhof mit einer Frau zusammenstößt, weiß man, daß er ihr Geliebter oder ihr Mörder wird. Doch im alltäglichen Leben, wo wir oft husten und unzählige Male mit anderen Menschen zusammenstoßen, haben unsere Handlungen selten so krasse Folgen. Obwohl wir, wenn es geschieht, wahrscheinlich kaum darüber nachdenken, können wir, sobald wir jemanden lieben oder hassen, in der Zeit zurückgehen und uns an das erste Mal erinnern, wo wir ihn oder sie zufällig trafen. Aber was sollen wir mit all den zufälligen Begegnungen anfangen, aus denen niemals etwas wird? Während unser Körper existiert und sich entlang der Zeitlinie vorwärts bewegt, ist unser Denken unaufhörlich in die Vergangenheit gerichtet, wo es ähnlich geschickt nach Form und Bedeutung sucht wie ein Pfeil sein Ziel.

Während ich auf dem klebrigen Asphalt des Schulhofes saß, erfuhr ich die Zeit auf eine neue Art; doch hängt die Bedeutung dieser Erinnerung vielleicht davon ab, wie mein Leben sich entwickelte. Es erscheint mir so seltsam, ja fast unheimlich, daß ich nicht wußte, was los war. Wieso habe ich nichts geahnt? Vor einem Jahr hatten wir mit der Klasse ein Museum besucht, in dem mich vor allem eine mittelalterliche Zeichnung fesselte, auf der eine Frau zu sehen war, die winzig kleine Wesen – von denen ein jedes perfekt geformt war und die sämtlich wie Ölsardinen in der Dose aufgereiht waren – genau unter dem Nabel trug. Diese Wesen bargen wiederum noch winzigere Versionen ihrer selbst, welche wiederum noch winzigere in ihrem Leib trugen. Unser ganzes Schicksal war bereits in uns aufgezeichnet, als wir noch im Leib unserer Mütter warteten, die wiederum im Inneren ihrer Mütter, unserer Großmütter, auf die Geburt gewartet haben. Es ist unmöglich, nicht auf diese nun zwanzig Jahre zurückliegende Schulhofszene zurückzukommen und mich zu fragen, weshalb ich nicht nach rechts gegangen war, als ich nach links hätte gehen sollen, oder aber meine Entwicklung als unausweichlich und unermüdlich anzusehen. Wenn der Krebs damals schon in meinem Körper war, wäre er schließlich entdeckt worden, doch wahrscheinlich zu spät. Vielleicht löste der Zusammenstoß mit Joni eine Kette körperlicher Ereignisse aus, die dem Krebs eine Gelegenheit zu wachsen bot; eine Gelegenheit, die er vielleicht sonst nicht bekommen hätte. Manchmal ist es genauso schwierig zu erkennen, was Vergangenheit war, wie die Zukunft vorherzusehen. Heute kommt es mir seltsam vor – so wie die Lösung eines Rätsels einem offensichtlich erscheint, sobald man es einmal gelöst hat –, daß ich anfangs all jene Augenblicke durchlebte, ohne eine Vorstellung von ihrer Bedeutung zu haben.

Kapitel 2

Streichelzoo

Anfangs erschreckte mich nur der Junge unter dem Bett, doch bevor ich es begriff, war sein Vater neben ihm. Dann ging auch noch, was mich am meisten schockierte, der Arzt in die Hocke und versuchte, ihm gut zuzureden, allerdings mit wenig Erfolg. Letzteres war zuviel für mich. Nicht nur, daß die Versicherungen des Arztes zu sehr den tröstlichen Predigten eines Bösewichts ähnelten; das Ganze war auch noch so entsetzlich würdelos. Ich war persönlich gekränkt. Der Junge, ein oder zwei Jahre jünger als ich, trug einen roten Pyjama mit angeschnittenen Füßen; sein Vater war fast völlig kahl und trug eine Brille mit dicken Gläsern. Er erinnerte mich an den Vater in einer Schwarzweiß-Fernsehsendung, deren Wiederholung ich mir jeden Nachmittag nach der Schule anschaute. Das Verhalten des Vaters und des Arztes war mir peinlich. Aber ich war auch wütend auf sie, weil sie auf das Verhalten des Jungen eingingen. Doch am meisten schämte ich mich für den Jungen. Wie konnte man nur so weit sinken, sich unter einem Bett zu verstecken? Das richtete sich gegen jede mir teure Überzeugung. Man hat lieb zu sein. Man darf sich weder beschweren noch kämpfen. Man darf niemals und unter gar keinen Umständen zeigen, daß man Angst hat. Und das allerwichtigste: man darf niemals, niemals weinen. Ich war sehr streng. Hätte ich mich nicht in diese Rolle des kranken Kindes versetzt, würde ich einen gleich guten Faschisten oder religiösen Märtyrer abgegeben haben. Das Verhalten während meines ersten Besuches in der Notaufnahme, wo man mich wegen meiner Tapferkeit gelobt hatte, verwandelte sich bereits in eine persönliche Geschichte, so wie eine Fehlplanung des Architekten im Erdgeschoß einen gewaltigen Riß im Penthouse zur Folge haben kann. Während bei meiner Familie alles drunter und drüber ging – meine Mutter war erst vor ein paar Wochen nach einem kurzen Aufenthalt aus einer psychiatrischen Klinik entlassen worden –, wurde mir hier ein Verhaltensrezept geliefert, mit dem man Anerkennung und, wie ich glaubte, auch Liebe bekommen konnte. Ich brauchte nur tapfer zu sein, dann könnte ich meine Familie retten.

Zu diesem Zeitpunkt war es noch recht einfach, die Heldin zu spielen: Ich befand mich erst seit ungefähr einer Stunde auf Station 10 des Baby-Krankenhauses. Ich war nicht besonders glücklich darüber, mit Babys in Verbindung gebracht zu werden. Aber der Gedanke, in der Stadt, in einem Krankenhaus mit zwölf Stockwerken und einem Aufzug zu sein, begeisterte mich. Noch heute genieße ich die Fahrten mit dem Aufzug, wenn die nacheinander aufblinkenden Lichter einen mit freudiger Vorahnung erfüllen. Station 10 war eine alte Station. Das Baby-Krankenhaus hatte nichts mit jenen sauberen, glänzenden Techno-Wundern gemein, die ich aus dem Fernsehen kannte und mit eigenen Augen in dem merklich neueren *Pasack Valley Hospital* gesehen hatte. Die Wände waren in einem fahlen Grünton gestrichen, der Boden war mit dunkelgrünen, graugesprenkelten Fliesen ausgelegt, die an den Stellen, wo die Menschen sich über die Jahre hinweg einen eigenen Weg gebahnt hatten, noch dunkler waren. Es gab nur Holztüren, und die Trennwände waren strategisch verteilt und bestanden aus dickem, seegrünem, mit Maschendraht verstärktem Glas. Die Fenster waren vergittert. Obwohl zweifellos sauber, machte das Krankenhaus insgesamt einen schmuddeligen Eindruck. Ich habe stets für das glänzende Neue geschwärmt, aber mit der Zeit fand ich diese Schmuddeligkeit tröstlich. Sie war menschlicher als die faszinierenden, aber fremden Landschaften der neueren Stationen, die ich später kennenlernen sollte.

Mein Name wurde aufgerufen. Wieder nannte man mich Lucinda. Früher gehörte der Name nur zum ersten Schultag. Doch von diesem Augenblick an erkannte ich ihn als den Besitz aller uniformierten Menschen, die im grellen Krankenhauslicht standen. Der Arzt stellte meinen Eltern Fragen über die Schwangerschaft meiner Mutter und meine Kindheit. Manchmal mußten sich meine Eltern erst beraten, bevor sie antworteten. Ich war nicht gewohnt, meine Eltern so zu sehen. Ich glaube, ich war auch nicht daran gewöhnt, wie sich Menschen in Positionen begaben, in denen diese zu Autoritäten wurden. Ich denke, mir war bisher unbekannt, sie gemeinsam handeln und als Paar auftreten zu sehen. Und ich glaube, mir war es fremd, sie so normal handeln zu sehen wie die Eltern meiner Freunde aus dem Viertel; wie die Eltern, die ich im Fernsehen gesehen hatte. Es wurde allgemein angenommen, daß wir keine normale Familie waren; eine Bürde, die wir mit Stolz trugen und gleichzeitig zu verbergen suchten.

Wir – das heißt meine Eltern, meine beiden älteren Brüder, meine ältere Schwester, meine Zwillingsschwester und ich – waren erst fünf Jahre zuvor nach Amerika eingewandert, als Sarah und ich gerade einmal vier Jahre alt gewesen waren. Mein Vater, ein bekannter irischer Fernsehjournalist, hatte von einem großen nordamerikanischen Sender ein Angebot erhalten, das er nicht ausschlagen konnte. Also schnappte er seine Familie, verfrachtete sie in ein Schiff und ließ uns alle nach Amerika segeln. Wahrscheinlich betrachtete er das als einen besonderen Einwandererwitz. Doch anders als unsere Landsleute, die auf dem Zwischendeck den Atlantik überquert hatten, reisten wir auf der *Queen Mary*, und zwar auf einer ihrer letzten Fahrten. Zweifellos sollte diese großartige Geste einen Vorboten des Reichtums darstellen, der bereits auf uns wartete. Wie fast alle Gesten meines Vaters war auch diese Reise gut gemeint. Doch als die Dinge dann nicht so gut liefen, wie sie sollten, wurde wütend darauf verwiesen. Später, nach dem frühen Tod meines Vaters, erschien diese Reise nur noch wie eine traurige Geste; ein Akt, in dem Erhabenes dem Lächerlichen wich.

Natürlich war es damals ein ganz außergewöhnliches Abenteuer, besonders für eine Vierjährige, die gerade ihre ersten Erinnerungen sammelt. Meine Brüder pflegten auf einem der hinteren Decks Tischtennis zu spielen, wobei manchmal ein Ball über Bord ging. Nichts gefiel mir so gut, wie dem Ball nachzulaufen und auf das gischtende Wasser hinabzuschauen, das ihn verschlungen hatte. Das Chaos hielt mich in seinem Bann. Eines Tages trank Sarah ein ganzes Glas Sahne statt Milch und war den ganzen Tag krank. Ein anderes Mal lud man uns zu einer Kinderparty im großen Ballsaal ein, auf der ich einen Preis für *Duck Duck Goose* gewann. Im Gymnastikraum des Schiffs gab es ein elektrisches Pferd und eine sonderbare Maschine mit einem großen Gurt, der die Fettatome im Allerwertesten kräftig durcheinanderwirbelte und in kleine Teile spaltete. Doch an die Freiheitsstatue, an die ich mich eigentlich erinnern sollte, kann ich mich nicht mehr erinnern; nur daran, wie ich nach oben geschaut und gefürchtet habe, der Schiffsmast würde mit der Verazzano-Brücke zusammenstoßen. Als wir anlegten, war New York verregnet und voller zerbrochener Fensterscheiben.

»Wo sind wir jetzt?« fragten Sarah und ich ein paar Tage später unsere Mutter in der neuen Küche. Sie stand mit ihren kurzen, aschblonden Haaren und der weißen Seidenbluse neben der Spüle. Für mich war meine Mutter die schönste Frau der Welt.

»Wir sind jetzt in *Spring Valley*«, erklärte sie uns geduldig.

»Aber wann sind wir in Amerika?«

Diese Frage schien sie zu belustigen. Ihr Gesicht hellte sich auf, und ich wußte, daß wir ihr eine Freude gemacht hatten, aber mir war nicht klar, womit. *Spring Valley* war nur ein Name, ein Ort. Aber Amerika, ja, Amerika, das war etwas Gewaltiges; ein Lebensstil, eine Idee, ein Stück Magie. So wie alle die ganze Zeit darüber sprachen, war ich begierig darauf zu erfahren, wann wir dort genau ankommen würden.

Mein ältester Bruder Sean war siebzehn, als wir Dublin verließen, mein Bruder Nicholas ein paar Jahre jünger und Suellen wiederum ein paar Jahre jünger als er. Sarah und ich waren erst vier. Für uns war Dublin nur eine Ansammlung verschwommener Schatten. Doch für den Rest meiner Familie war Irland die Heimat, und Amerika, jener Ort, an den man sie gegen ihren Willen verfrachtet hatte, nicht im geringsten damit zu vergleichen. Ständig wurden irische und englische Tugenden gerühmt. Jahre später, als ich das Land, in dem ich groß geworden war, verließ, wurde mir klar, wie sehr Kleinigkeiten, bestimmte Süßigkeiten und bestimmte Fernsehshows, sich später in bedeutende Symbole verwandelten. Aber die Transformationen von Verlust und Symbol begannen erst viel später. Damals, kurz nach unserer Ankunft, konnte ich keinen einzigen amerikanischen Schokoriegel essen, ohne von einem meiner Brüder daran erinnert zu werden, daß er ein Symbol für die politische und gesellschaftliche Minderwertigkeit Amerikas sei. Manchmal, wenn im Haus ein Crunchie, ein britisch-irischer Riegel, auftauchte, bei dem es sich allem Anschein nach um ein per Post geschicktes Geschenk handelte, schien das orangefarbene Einwickelpapier in meiner Hand alles, was ich entbehrte, heraufzubeschwören. Ich wurde auch ständig daran erinnert, daß das irische Fernsehen um einiges besser sei. Ich sah mir die amerikanischen Shows an und fühlte mich schuldig, weil sie mir gefielen. Ich fragte mich, weshalb ihre Gegenstücke jenseits des Ozeans so viel besser waren. Ich zweifelte niemals an Irlands Überlegenheit, sondern nahm vielmehr an, daß ich unter einem Defekt litt, der mich daran hinderte, die Dinge klar zu sehen.

Meine armen Brüder, die ihre Heimat stärker vermißten, als sie zugeben konnten, fühlten nur Verachtung für all das Neue, das ihnen aufgedrängt worden war. Zu den schlimmsten Beleidigungen, die sie einem an den Kopf werfen konnten, gehörten jetzt: »Das ist so amerikanisch. Sei nicht so amerikanisch. Wie amerikanisch.« Waren wir egoistisch oder streitlustig, wurden wir als »werdende Amerikaner« bezeichnet. Wenn wir im Bad das ganze warme Wasser verbrauchten, war das typisch amerikanisch. Im Laufe der Zeit nahmen meine frühesten Erinnerungen an Irland mythische Formen an. Hier in Amerika war es nicht nur schlecht, sondern es wurde immer schlechter. Das unbeschwerte Familienleben war vorbei. Ich war zu spät geboren worden. Und so begann für mich eine lebenslange Affäre mit der Nostalgie, obwohl ich nur eine verschwommene Vorstellung von dem hatte, wonach ich mich sehnte.

Doch noch schlimmer als seine vulgäre Kultur war, nach Meinung meiner Brüder, Amerikas Politik. In Irland hatten sie eher dem rechten Flügel angehört. Doch als Reaktion auf das konventionelle, republikanische Viertel, in das wir zogen, in einem Land, das sich in fast allem von dem unterschied, was sie kannten, wurden sie radikal. Außer amerikanisch und Amerikaner standen noch Bourgeoisie und Kapitalist auf der Liste der Schimpfworte. Und ein amerikanischer, bourgeoiser Kapitalist war das Schlimmste, was man sich vorstellen konnte. Ich hatte zwar keine genaue Vorstellung, was das eigentlich bedeutete, entwickelte den so Bezeichneten gegenüber jedoch gleichfalls eine gesunde Verachtung. Ich erinnere mich noch, wie meine Lehrerin im dritten Schuljahr über große und berühmte Kapitalisten sprach. Draußen fiel der erste Schnee des Winters, und sie hatte Mühe, die Kinder davon abzuhalten, aus dem Fenster zu schauen. Nur bei mir nicht. Ich saß gespannt da und fragte mich, weshalb sie diesen Mann mit soviel Verehrung in der Stimme beschrieb. Ich wartete darauf, daß sie endlich mit der schrecklichen Wahrheit über diesen Kapitalisten, mit seinen bösen Taten herausrückte. Doch statt dessen gab sie ihre vergeblichen Versuche, die Aufmerksamkeit ihrer Schüler zu erlangen, auf. Sie beruhigte die Schüler, indem sie sie aus Buntpapier Schneeflocken basteln ließ.

Obwohl ich ahnte, daß meine Familie anders und in mancher Hinsicht etwas besonderes war, gab es gewisse offensichtliche Eigentümlichkeiten, die nicht so leicht zu entschuldigen waren. Nachbarn und Klassenkameraden machten sich über unseren Akzent lustig. Man hatte bei Sean, obwohl ich es damals nicht verstand, eine Schizophrenie im Frühstadium diagnostiziert. Abgesehen davon trug er lange Haare und lebte ein Hippieleben, das sich merklich von dem der Nachbarssöhne unterschied. Meine Mutter litt an einer Depression, ebenfalls eine Krankheit, mit der ich damals nichts anfangen konnte. Wir steckten, auch schon bevor mein Vater arbeitslos wurde, ständig in Geldschwierigkeiten. Wenn sonst nichts war, so erinnerte der baufällige Zustand des Hauses uns daran, daß es Dinge gab, die man vor anderen geheimhalten mußte. Meine Eltern dort auf Station 10 zu sehen, wie sie sich wie Eltern, anderer Kinder Eltern, gaben, überraschte und enttäuschte mich zeitweise.

Sie verbrachten den ganzen Nachmittag mit mir und sprachen mit den Ärzten. Ich lernte einige der anderen Kinder und deren Eltern kennen. Ich verfolgte das Drama um den Jungen mit dem rotfüßigen Pyjama, den man schließlich unter dem Bett hervorzog; beobachtete, wie seine Mutter ihn die ganze Zeit auf dem Schoß hatte, während der Arzt tat, was er tun mußte. Schließlich schickte man mich wegen eines Bluttests in die Hämatologie hinunter. Man hatte mir schon öfters Blut aus dem Arm entnommen, aber diesmal stach man mir in den Finger. Ich schaute gebannt zu. Als ich aufstand, konnte ich nicht verstehen, weshalb ich ein schwaches Summen hörte und mein Kopf sich so leicht anfühlte. Später erzählte ich meiner Mutter von dem Schwindelgefühl, worauf sie erwiderte, es sei dumm von mir gewesen, dabei zuzusehen. Ich war wie vor den Kopf geschlagen. Mir hatte es Spaß gemacht, beim Bluttest zuzusehen; der Schwächeanfall hatte mich nur verwirrt. Seitdem drehe ich jedesmal den Kopf zur Seite, wenn sich mir jemand mit einer Spritze nähert.

Ich wurde in die Röntgenabteilung geschickt, um meinen Oberkörper röntgen zu lassen. Die Abteilung war erst kürzlich renoviert und, anders als der Rest des Krankenhauses, hell gestrichen worden. Es war das einzige Stockwerk, das mit dem Bild übereinstimmte, das ich mir von einem Kinderkrankenhaus gemacht hatte. Zeichentricktiere und Clowns schauten mich freundlich von den Wänden herab an, während ich die Flure entlangging. Im Wartezimmer entdeckte ich eine Menge zerbrochenes Spielzeug und riesige Plüschtiere, die deprimiert in den Ecken hockten. Sie waren viel zu groß und unhandlich, um mit ihnen zu spielen. Mit meinen neun Jahren distanzierte ich mich von den Babysachen und legte mir statt dessen einen hochmütigen und gelangweilten Gesichtsausdruck zu. Ich hatte für meinen Krankenhausaufenthalt bewußt keine Plüschtiere eingepackt. Mir war es wichtig, daß ich erwachsen, stark und furchtlos wirkte.

Während die Zeit verging, meine Eltern bei mir blieben und andere Eltern kennenlernten, während ich wiederum andere Kinder und deren Eltern kennenlernte, begann ich zu glauben, daß meine Eltern im Grunde wahrscheinlich wirklich wie diese anderen Eltern waren; Menschen, die ich normalerweise aufs schärfste dafür verurteilt hätte, daß sie ihren Sorgen und Ängsten freien Lauf ließen und sie für alle sichtbar machten, wie Bilder an einer Wand. Schließlich, kurz vor dem Abendessen, erklärte der Assistenzarzt, der mich untersucht hatte, meinen Eltern – ich hörte zu, als er mich in der dritten Person beschrieb –, daß er mich einem Knochenmarktest unterziehen müßte. Wir standen auf dem Flur: der Arzt, meine Eltern und ich. Vielleicht fürchtete ich mich vor dem Test, von dem ich noch nie etwas gehört hatte. Ich weiß nicht, ich kann mich nur noch daran erinnern, daß ich, als meine

Eltern sagten: »Na, gut, wir sind jetzt weg«, sie voller Panik anschaute und fragte: »Wollt ihr denn nicht bei mir bleiben?« Sie schauten erst sich, dann mich an und sagten etwas über den Verkehr und daß ich doch keine Angst hätte, oder?

Ich spürte, wie ich rot wurde. Alles schien auf mich einzustürzen. Mir war, als befände ich mich im Fokus einer unsichtbaren Kamera. Ich bedauerte augenblicklich jedes meiner Worte, jede Annahme. Die Verlegenheit, die ich damals empfand, spüre ich heute noch, obgleich es natürlich keine Verlegenheit war. Dieses Gefühl unterschied sich von der Verlegenheit wie ein Fleckchen Erde von einem Baum, ein Eierbehälter von einer Spinne, ein Stein von einer aus Stein gehauenen Hand, die schwer auf einem noch steinerneren Schoß liegt. In diesem Augenblick wurde mir unmißverständlich klar, daß ich in dieser Sache ganz auf mich allein gestellt war.

Wie sich herausstellen sollte, gab es nicht viel zu befürchten, wenigstens zu diesem Zeitpunkt nicht. Das Behandlungszimmer war klein, überhitzt und richtig gemütlich. Das kommt davon, wenn ein Raum zu alt für Leuchtstoffröhren ist. Die beiden Assistenzärzte, die den Knochenmarktest bei mir machen sollten, waren gerade erst an diesem Tag auf Station 10 angekommen. Ich lag bäuchlings auf dem steifen, sauber duftenden weißen Laken, das man über den Tisch gebreitet hatte. Draußen senkte sich die Nacht über die Stadt, doch die Lichter ließen den Himmel samtblau schimmern. So, wie es aussah, hatten die beiden Assistenzärzte schon früher miteinander gearbeitet. Sie sprachen mehr miteinander als mit mir. Aber sie gefielen mir sofort. Ich hatte keine Ahnung, wer dieses Komiker-Team war, aber sie waren nicht schlecht, sprachen abwechselnd mit piepsiger und rauher Stimme. Sie fanden es sogar lustig, daß meine Beine reflexartig hochschnellten und das Tablett mit allem, was darauf war, auf dem Boden landete, als sie mir auf die betäubte untere Wirbelsäule drückten. Als es auf den grünen Kacheln aufschlug, wartete ich gespannt darauf, daß jemand wütend werden würde, wie es normalerweise selbst bei den unschuldigsten Anlässen der Fall war. Doch statt dessen lachten die beiden und machten so verrückte Witze, daß wir alle nur noch stöhnen konnten. Sie gaben mir übertrieben viele Punkte dafür, daß ich ein so guter Sportsfreund war, und gestatteten, daß ich mich wohl und geborgen fühlte.

Dieses Wohlbefinden hielt die folgenden Tage und Wochen an. Es gab zwar noch Probleme, denen man sich stellen mußte, aber für mich schienen sie alle lösbar zu sein: Bleib still liegen, wenn man es dir sagt, sei tapfer. Das schien wirklich nicht viel zu sein, wenn man bedenkt, was ich dafür bekam: Aufmerksamkeit, schulfrei, ab und zu ein Geschenk. Und, obwohl ich es niemandem gegenüber zugegeben hätte, selbst wenn es mir gelungen wäre, es in Worte zu fassen: Freiheit von den häuslichen Spannungen. Mein Vater kam nach der Arbeit vorbei, um »Hallo« zu sagen, falls es nicht zu spät geworden war; während meine Mutter, die nur sehr ungern in die Stadt fuhr, mich seltener besuchte. Insgeheim genoß ich es, daß mich einige andere Eltern, die jeden Tag kamen, wegen meines Besuchermangels bedauerten und mir Schmuggelware zusteckten. Ich spielte die Rolle des verlassenen Mädchens, wann immer ich ein für ein Waisenkind empfängliches Publikum witterte. Meine Mutter wäre entsetzt gewesen, wenn sie es gewußt hätte. Ich schlüpfte mühelos in die verschiedenen Rollen. Da ich ein Kind war, empfand ich meine Vergangenheit nicht als Last. Sie war kaum vorhanden, und ich spürte eine gewisse Freiheit, die mir erlaubte, die Gegenwart meinen Bedürfnissen anzupassen.

Ich fühlte mich ausgesprochen wohl. Jeden Tag wurde ein Test gemacht, meistens wurde ich gescannt und geröntgt, was relativ schmerzlos war. Ich schloß Freundschaft mit den anderen Kindern und entdeckte schnell die Hierarchie, die auf Station 10 und anderen Abteilungen herrschte. Zuerst kamen die wirklich kranken Patienten. Aber wenn man zu krank ist, kann man diesen Status nicht genießen. Danach kamen die, die operiert werden sollten, wobei stets darauf geachtet wurde, wie lange die Operation dauern würde, wie viele Operationen man schon hinter sich hatte und wie grauenhaft die sich daraus ergebende Narbe sein würde. Doch der entscheidende Faktor war die Dauer; es kam vor allem darauf an, wie lange man schon auf der Station lag. Und was das betraf, war Derek der uneingeschränkte König.

Derek war ein ansehnlicher Junge mit schwerem Asthma. Wie ich später herausfinden sollte, kam er aus einem instabilen Elternhaus. Die Ärzte veranlaßte das, ihn länger, als es medizinisch notwendig war, im Krankenhaus mit seinem warmen und reichhaltigen, wenn auch schlechten Essen zu behalten. Er war bereits mehrere Male eingeliefert und wieder entlassen worden. Als ich auf der Bildfläche erschien, war er schon wieder ungefähr eine Woche auf Station 10. Trotz seines Asthmas schien es ihm gutzugehen, und wir beide, relativ gesund und mit viel zuviel Zeit, heckten so einiges aus.

Die Nachmittage zogen sich am längsten hin. Das Sonnenlicht drängte sich durch die vergitterten Fenster und ließ sich träge wie ein algenverseuchter See auf dem grünen Boden nieder. Man konnte die hellen Oberlichter fast seufzen hören, wenn die Schwestern sie ausschalteten. Das war der Augenblick, auf den Derek und ich den ganzen Tag gewartet hatten: Schlafenszeit, die Zeit, in der es auf der Station ruhig war, die Krankenschwestern im Schwesternzimmer saßen und so taten, als wäre es ihnen egal, was wir anstellten, solange es geräuschlos vonstatten ging.

Manchmal waren unsere Nachmittage auch verplant. In einem anderen Stockwerk gab es ein Spielzimmer mit einem großen, reichverzierten Puppenhaus, ein richtiges Sammlerstück, wahrscheinlich von einem wohlmeinenden Menschen gespendet. Man konnte nur durch einen Glasschutz hineinschauen, denn es war zu schön, um damit zu spielen. Es war eigentlich kein Puppenhaus, sondern eher eine Puppen-Villa mit Dutzenden labyrinthischer

Plüschzimmer voller Luxus wie Gobelins und flauschigen Feder-steppdecken auf Messingbetten. Da gab es perfekt geformte kleine Löffel und Gabeln, ordentlich gemachte Betten mit Ted-dybären im Kinderzimmer und eine mit Kätzchen verzierte Milchschale in der Vorratskammer. Da gab es auch ganz altmo-dische Sachen, die wahrscheinlich in Gebrauch waren, als das Haus gestiftet wurde: Waschbretter, altmodische Eisschränke und Nachttöpfe. Dieses Haus hatte nichts, absolut nichts mit unserem Leben gemein. Die meisten Kinder in diesem Kran-kenhaus stammten aus dem armen Viertel, in dem es lag. Und dieses kleine Haus mit seinem gläsernen Schutz war nur eine rare Version dessen, was sie niemals haben würden und was sie nicht einmal in Miniatur anfassen durften. Manchmal blieb je-mand davor stehen und starrte hinein, aber meistens wurde das auffällige Miniaturhaus ignoriert, obwohl es gleich neben der Tür stand.

Ab und zu wurde einem im einem anderen Teil des Gebäudes ge-legenen Vortragssaal ein Film gezeigt, gewöhnlich ein Zeichen-trickfilm. Der Weg dorthin war schon der halbe Spaß; wir genos-sen es, mit unseren Slippern und Bademänteln an den Menschen in den Straßenkleidern vorbeizukommen. Es war, als würden die Kleider miteinander sprechen, als würden unsere kindlichen Pyja-mas murmeln, daß wir etwas Besonderes seien, während sie den Anzügen, den weißen Mänteln und den Arbeitskleidern begegne-ten. Der Film selbst war meistens grauenhaft. Doch Derek und ich machten uns später immer darüber lustig und stellten Vermu-tungen darüber an, was in den anderen Kindern im Saal, die ihre Dauertropfinfusions-Galgen mit sich führten und bestimmte Körperteile schützten, vorgehen mochte. Jeder, der wirklich furchtbar oder besonders krank aussah oder einen eindrucksvollen Apparat mitführte, wurde mit Respekt behandelt. Es gab einen unausgesprochenen Ehrenkodex: Man starrte nie jemanden direkt an, half, soweit es in seiner Macht stand, und war stets außerordentlich nachsichtig. Was nicht heißen soll, daß wir keine richtigen kleinen Arschlöcher sein konnten und woanders auch waren, aber im Krankenhaus herrschte eine Form von Würde.

Wenn nichts Offizielles anlag, zogen Derek und ich unsere eigenen Tricks ab. Anfangs blieben wir noch auf unserer Station, schlichen in den Vorratsraum oder andere für uns verbotene Bereiche. Nach und nach erweiterten wir unser Betätigungsfeld und stahlen uns aus der Station, wobei wir riskierten, von einer pflichtbewußten Schwester erwischt zu werden. Die Lobby übte wegen des Geschenkeladens eine besondere Anziehungskraft auf uns aus. Wir stahlen *Gute-Besserungs-Karten*, signierten sie mit *Liebe und Küsse, Michael Jackson* und verteilten sie unter den anderen Patients. Wir hielten das für aufregend. Einige Male schafften wir es bis zur Notaufnahme, in deren Wartezimmer all die guten Magazine lagen. Wir hofften immer darauf, daß jemand blutüberströmt durch die Tür taumeln würde und vielleicht ein Messer umklammerte, das in seinem Herzen steckte. Doch wir wurden stets enttäuscht. Gegenüber auf der Wöchnerinnenstation gab es winzige Frühgeburten zu sehen. Diese kaum menschlich aussehenden Wesen waren wie seltene Kreaturen in ihren Inkubatoren eingesperrt und an alle Arten von faszinierenden Schläuchen und Apparaten angeschlossen. Wir fanden es gut, daß sie sich niemals daran erinnern sollten. Dennoch erlaubte dieser Mangel an Erinnerung uns, sie bei den schmerzlichen und technischen Nachwirkungen ihres Eintritts in die Welt zu beäugen.

Obwohl es mir wie eine Ewigkeit erschien, war ich wahrscheinlich nur etwas über zwei Wochen im Krankenhaus. Jeden Tag wurde ein Test gemacht. Aber mir kam niemals in den Sinn, sie zu fragen, was los war, weshalb die Tests gemacht wurden und wie die Ergebnisse aussahen. Wenigstens habe ich es so in Erinnerung, obwohl meine Mutter etwas anderes behauptet. In meiner Version verzog sich der Arzt an jenem Tag allein mit meinen Eltern in mein Zimmer. Sie blieben lange Zeit darin. Schließlich tauchte meine Mutter auf und sagte mir, ich würde am Kiefer operiert werden, könnte aber über das Wochenende nach Hause kommen.

Ich erinnere mich noch, wie begeistert ich war, als hätte ich nur den letzten Teil gehört. Meine Mutter schaute mich entsetzt an. Meiner Meinung nach benahm sie sich seltsam, als sei sie nicht sie selbst. Ich mußte ihr erklären, daß ich nicht wegen der Operation so aus dem Häuschen war. Mir war klar, daß ich eine Sonderbehandlung bekommen würde, wenn ich übers Wochenende nach Hause kam. Und so war es auch. Mein Vater ließ mich nicht nur einmal auf dem Pferd reiten – was allein schon ein seltenes Zugeständnis war –, sondern gleich zweimal. Als sich meine Schwester über die Bevorzugung beschwerte, fuhr er sie an, was sonst nicht seine Art war. Aber die Nähe der Pferde, ihr süßer, staubig-verschwitzter Geruch, regte mich zu sehr auf, so daß ich gar nicht auf die Idee kam, darüber nachzudenken. Ich kann mich überhaupt nicht mehr daran erinnern, daß ich meiner Schule einen Besuch abgestattet hätte.

Meine Mutter erzählt folgende Version: Als sie aus meinem Krankenzimmer kam, sei ich aufgesprungen, weil ich die Situation mißverstanden habe. Sie habe mir gesagt, der Arzt wolle mich sprechen, als sei ich erwachsen. Der Arzt erklärte mir, ich hätte eine bösartige Geschwulst. Er sagte, sie würden alles in ihrer Macht Stehende unternehmen und daß ich alles tun solle, um wieder gesund zu werden. Sie würden mir dabei helfen. Laut meiner Mutter habe ich meiner Schule einen Besuch abgestattet und mich bei meinen Lehrern und Klassenkameraden für die Karten bedankt, die sie mir geschickt hatten. Ich erzählte ihnen, ich hätte eine bösartige Geschwulst. Meine Mutter sagte, ich hätte den Eindruck gemacht, als würde mich das freuen, und daß meine Lehrer über mein Verhalten entsetzt gewesen seien. Wahrscheinlich habe ich ihnen und all meinen Freunden voll Stolz mitgeteilt: Ich habe eine bösartige Geschwulst und werde eine bedeutende Operation haben.

Einige Zeit später, ich weiß nicht genau, wieviel später, während meine Familie in der Küche herumwieselte und ich am Küchentisch die Zeitung durchblätterte, sprach jemand von einem Vorfall, der sich ereignet habe, bevor Lucy Krebs hatte. Entgeistert blickte ich auf.

»Ich hatte Krebs?«

»Soll das ein Witz sein? Was glaubst du denn, was du hattest?«

»Ich dachte, ich hätte ein Ewing-Sarkom.«

»Und was um alles in der Welt meinst du, was das ist?«

Meiner Familie kam es unglaublich vor, aber es stimmte. Während der ganzen Zeit hat nicht ein einziger Mensch das Wort Krebs fallenlassen, wenigstens nicht so, daß ich es auf mich bezogen hätte.

Es war, als sei die Erde ohne Form gewesen, bis diese Worte gesprochen, bis aus diesen Tönen Bestimmtheiten, Themen, Motive wurden. Vielleicht wurden Tausende, Millionen von Wörtern vor jenen beißenden Worten ausgesprochen. Aber das war jetzt ohne Bedeutung, ohne Erinnerungen, ohne jene verräterischen Schatten, die zeigten, daß sie jemals, egal wie flüchtig, existiert hatten. Ich liebte Worte und ihren Klang. Eine meiner Lieblingsübungen war, mir ein Wort auszusuchen, irgendein Wort, und es so lange zu wiederholen, bis mich eine Scheu vor ihm ergriff; bis es sich gänzlich in ein absurdes Geräusch verwandelte und nichts mehr mit dem Gegenstand gemein hatte, den es bezeichnete. Möwe. Truck. Banane. Rezept. Und dann: bösartige Geschwulst. Ich kann es mir heute nur so erklären, daß mich die gewichtigen Silben, die Ahnung seltener und gefährlicher Begleiterscheinungen, die mir das Gefühl gaben, wichtig zu sein, wahrscheinlich bezauberten. Doch der Bedeutungsmangel dieser Wörter lieferte mir gerade genug Widerhall, um als Hintergrund für den Schock zu dienen, als ich das Wort Krebs hörte.

Der Mangel an Bedeutung besitzt seine eigene Gestalt. Er tappte spätnachts in der Dunkelheit herum, wenn ich von Hexen träumte, die sich vielmals entschuldigten, bevor sie mit ihren klingenden Messern auf mich einstachen; während sie erklärten, es täte ihnen leid, sie wollten mich eigentlich nicht töten, aber sie müßten es, denn schließlich seien sie Hexen und es wäre ihr Job. Ich erkannte diese Träume niemals als das, was sie wirklich waren. Ich dachte nur an das, was sich vor mir befand. Wie bei meinen Wortexperimenten zerstörte ich den Sinn dieser Träume durch Wiederholung. Meine Experimente schienen nicht bedeutsamer zu sein als meine Versuche, auf jenen Augenblick zu achten, in dem ich einschlief, wie eine Müßiggängerin jenen schmalen Grat zu beobachten, der das Bewußtsein vom Nicht-Bewußtsein trennt.

Ich kann mich an all die Dinge, die ich mit Derek unternahm, sehr deutlich und mit einer gewissen Nostalgie erinnern: wie wir in den Vortragssaal gingen, um uns Filme anzuschauen, wie wir durch das Glas in das altmodische Puppenhaus spähten und Chirurgenhandschuhe aufbliesen, bis sie mutierten Eutern ähnelten. Doch die zufälligen Träume, die beliebig vergessenen Wörter deuten anderswohin. Sie kommen mir unbeholfen und unvollkommen vor. Die Sprache versorgt uns mit Mitteln, auch subtilere Bedeutungsebenen auszudrücken, doch heißt das, daß die Sprache Sinn verleiht oder uns des Sinns beraubt, wenn wir außerstande sind, die Dinge beim Namen zu nennen? Ich kann mir verschiedene Interpretationen vorstellen, ein Mädchen zu beschreiben, das sich nicht mehr erinnern konnte, was die Worte »bösartige Geschwulst« bedeuteten. Doch was haben diese Theorien mit mir zu tun, mit mir, die sich weigert, angesichts eines Kindes, das über einen Flur spaziert und angenehme, geschichtslose Worte singt, etwas anderes als Verwirrung, Bestürzung zu empfinden?

Die Sonntagnachmittage im Krankenhaus waren die ruhigsten und zogen sich am längsten hin. Gestaltlose Stunden, die man überstehen mußte. Alle Abteilungen waren geschlossen. Es fehlte die wochentägliche Geschäftigkeit. Die vertrauten Krankenschwestern waren fort und ließen uns in den Händen unsympathischer Aushilfen zurück, die sich keinen Deut darum scherten, ob man sich amüsierte oder nicht. In dieser Stille klangen die Verkehrsgeräusche noch lauter als vorher. An diesen Nachmittagen bekamen die anderen Kinder noch mehr Besucher, die es zu beobachten galt; gab es noch mehr Verwandte, die mit nutzlosen Blumensträußen und aufwendig verpacktem Spielzeug in die Stadt gekommen waren. Aber ich wurde es leid, sie mir genau anzuschauen, die gleichen Verhaltensmuster und Rituale in jeder einzelnen Familie auszumachen, die auf der Station erschien und darüber klagte, wie schwer es sei, einen Parkplatz zu finden, und wie lange der Aufzug brauche. Irgendein älterer Bruder oder Vater entdeckte stets eine Chirurgenmaske, band sie um und lachte in dem Glauben, er sei der erste, dem dieser Witz eingefallen sei. Das geschah, während ich auf meinem Bett saß und nach Wörtern suchte, die in einem Durcheinander von Briefen verborgen waren, oder mich vergebens bemühte, ein unvollständiges Laubsäge-Puzzle zusammenzulegen, das ich im Spielzimmer entdeckt hatte. Die steifen Bettücher verschafften mir rote Fußsohlen, und ich bekam immer Scherereien, weil ich außerhalb des Bettes keine Pantoffeln trug. Ein süßer Duft schwebte vom Reinigungsraum, in dem die Bettpfannen gesäubert wurden und die Sterilisatoren standen, durch den Flur.

Ich konnte mich immer auf Derek verlassen, der stets dann erschien, wenn ich ihn am dringendsten brauchte, mit einem blauen Bademantel bekleidet, auf dem quer über der Brust in verblichenen Buchstaben *Columbia Presbyterian* geschrieben stand. Da gab es einen ganz bestimmten Sonntag; einen Sonntag, auf den wir sehnsüchtig gewartet hatten. Ein paar Tage vorher hatte ich ein Gespräch zwischen zwei Krankenschwestern und einem Assistenzarzt belauscht. Sie sprachen von einem Gebäude, in dem Tiere gehalten würden. Erwachsenengespräche belauschte ich automatisch, aber bei dem Wort Tiere wurde ich hellhörig.

»Hier gibt es Tiere?« unterbrach ich sie.

»Eine ganze Etage voll, drüben, in einem der anderen Gebäude.

Man probiert an ihnen neue Medikamente und Operationsmethoden aus, um den Menschen zu helfen.«

Ich spüre sofort, wenn man mich gönnerhaft behandelt, und ärgerte mich über den Ton, den sie anschlugen, aber ich war zu interessiert, um aufzugeben.

»Wie kommt man dorthin?« Die Krankenschwester und der Arzt waren jung und gutaussehend. Obwohl sie im Fachjargon geführt wurden, besaßen ihre Gespräche häufig kokette Zwischentöne, deren wahre Bedeutung für mich so offensichtlich war wie ein glänzendes Geschenk, das der Betörte, unsichtbar für den Empfänger, mühsam hinter seinem Rücken versteckt. Wahrscheinlich störte ich sie.

»Du mußt rausgehen, über die Straße«, antwortete der junge Arzt.

»Gibt es unterirdische Gänge, die dorthin führen?« fragte eine Schwester.

»Ich glaube ja. Aber ich war noch nie dort. Ich weiß noch nicht einmal, wie man dorthin kommt.« Dann waren sie wieder fort, unterhielten sich weiter angeregt miteinander und ignorierten mich. Aber es war zu spät. Das war das Abenteuer, auf das ich mein ganzes Leben lang gewartet hatte. Als ich zu Derek laufen wollte, um ihm davon zu erzählen, brüllten die Ärzte mir hinterher, ich solle langsam gehen. Nur um sie zu ärgern, hielt ich kurz an und rutschte auf meinen Socken gut einen Meter weit über den blitzblank gebohnerten Boden.

Unser Hauptproblem bestand darin, daß wir nicht wußten, wie wir zu diesen Gängen kommen sollten. Schließlich gelang es uns, eine erst seit kurzem in unserer Station tätige freiwillige Schwesternhelferin zu überreden. Sie sollte uns dorthin führen, wobei wir sicherstellten, daß sie den Schwestern gegenüber, die allein schon die Idee eines solchen Vorhabens verboten hätten, kein Wort fallenließ. Wir überzeugten sie davon, daß die Schwestern ihr Einverständnis gegeben hätten. Zu unserem Glück wußte sie sogar, wo die Tierlabors lagen, weil sie dort als Botin gearbeitet hatte. Sie fiel so gründlich auf unseren Schwindel herein, daß sie noch zwei weitere Kinder dazu einlud. Sonntag war eine ausgezeichnete Wahl für unser Abenteuer, weil niemand vom Stammpersonal, das uns stets mißtraute, Dienst hatte und kaum die Möglichkeit bestand, daß ein Arzt oder Techniker uns wegen eines langweiligen Tests suchte.

Der besagte Sonntag fiel zufällig mit dem ersten unangenehm warmen Frühlingstag zusammen. Alle Fenster waren geöffnet, was jedoch keine Erleichterung brachte. Mein T-Shirt klebte mir am Rücken, als ich aus dem Bett glitt. Wann immer es mir möglich war, zog ich Straßenkleider an. Tagsüber Pyjamas zu tragen machte mich nervös und depressiv, obwohl alle Patienten welche trugen. Es erinnerte mich an einen alten Witz, in dem jemand im falschen Anzug zu einem offiziellen Ball geht.

Nachdem wir uns im Flur versammelt hatten, gingen Derek, die Schwesternhelferin, die beiden anderen Kinder und ich zum Aufzug. Ich wußte, daß sich unter dem Erdgeschoß noch ein Kellergeschoß befand, aber ich hatte nicht gewußt, daß es darunter noch weitere Ebenen gab. Es war, als würden unsere Körper aus dem Raum ins Innerste der Erde, genannt SB2, Sub-Basement 2, transportiert. Die Türen öffneten sich auf einen langen Korridor mit Betonwänden, die periodisch von Birnen in bauchförmigen Drahtkäfigen beleuchtet wurden, die von der Decke baumelten. Es roch kühl. Man konnte die Eindrücke des Holzes, das als Form für den Beton gedient hatte, deutlich erkennen. Es war, als schaue man auf einen versteinerten Wald.

Derek beugte sich vor und flüsterte mir ins Ohr: »Hier bewahren sie die Toten auf.«

Die Vorstellung, daß wir jeden Moment eine nur mit einem weißen Laken bedeckte Leiche sehen konnten, die durch den Hauptgang gerollt wurde, ließ meine Finger einschlafen. Ich schüttelte sie verwirrt. Die Schwesternhelferin schritt uns voran, sich ihrer Stellung wohl bewußt. Doch schon fünfzig Meter weiter, vor einer Kreuzung, zögerte sie. Wir suchten die Wände nach Schildern ab, die auf das Gebäude mit den Tierlabors hinwiesen. Ich hatte mich tagelang auf diesen Ausflug gefreut. Ein- oder zweimal im Jahr ließ sich ein reisender Streichelzoo im Einkaufszentrum unserer Gemeinde nieder. Gegen ein geringes Entgelt durfte man im staubigen Pferch herumgehen und die dicken, ziellos umherwandernden Ziegen und Schafe streicheln. Für zusätzliche zehn Cents konnte man Futter aus einem umgearbeiteten Kaugummiautomaten ziehen. Ich konnte nicht genug von den Tieren bekommen: ihrem Geruch, dem Klicken ihrer Hufe auf dem Fliesenboden, der hier und dort unter dem Staub zu sehen war. Ich war verrückt nach Tieren. Ich verschlang gierig jedes Buch, jede Fernsehsendung, jeden Film, der mit Tieren zu tun hatten, hielt mich jedoch bei jenen zurück, in denen Tiere zu sehr vermenschlicht wurden. Meiner Meinung nach wurden die Tiere dadurch degradiert.

Derek duldete, daß ich vor ihm ging, was untypisch für ihn war. Normalerweise fochten wir stets einen schweigenden Kampf darüber aus, wer der Anführer war. Doch an diesem Morgen schien er verwirrt zu sein. Wahrscheinlich war er nur nicht so aufgeregt wie ich. Derek hatte etwas an sich, was ich nicht ganz verstand: er konnte manchmal richtig schwermütig werden, wie an diesem Sonntag. Obwohl ich es ihm gegenüber niemals zugegeben hätte, beneidete ich ihn darum, daß er ungefähr ein Jahr lang in der Stadt gewohnt hatte. Für mich wurde er dadurch zu einem Exoten. Einmal, als ich erwachte, stand er über mir, und zwei andere Jungen schauten durch die Türöffnung: Er hatte mich geküßt. Wahrscheinlich hatten sie angenommen, ich würde wütend, und wollten dabei zusehen. Aber meine Reaktion enttäuschte sie offensichtlich. Ich war nur ein wenig verwirrt und fragte mich, warum Derek, der ähnlich verwirrt wirkte, so etwas Wunderliches hatte tun können.

Schließlich fanden wir den Gang, der uns zum richtigen Gebäude führte. Wir stiegen in den Aufzug und fuhren nach oben. Die

Türen öffneten sich zu einem großen Foyer. Offene Fenster mit einer sehenswerten Aussicht auf die Stadt nahmen den größten Teil zweier Wände ein. Eine kräftige, kühle Brise wehte herein. Die unvergitterte Fläche kam mir gefährlich vor. In Verbindung mit den nackten Wänden und dem Betonboden ließ sie den Ort kahl erscheinen. Zu beiden Seiten des Foyers befanden sich Schwingtüren. Wir wählten willkürlich eine Tür und gingen den Flur hinab, erkannten unseren Irrtum, kehrten um und durchquerten erneut das Foyer. Als wir die zweite Tür öffneten, kam uns sofort Gestank entgegen. Der Geruch von natürlichem Harnstoff und Ammoniak, zu gleichen Teilen mit dem chemischen Duft der Desinfektionsmittel vermischt, brannte mir in der Nase. Das hätte mir ein Omen sein sollen. Doch statt dessen gingen wir weiter, den Flur entlang, und folgten dem Geruch, bis wir auf die Türen mit der Aufschrift *Unbefugter Zutritt untersagt* stießen. Es war kein Befugter in Sicht.

Wir drückten die Tür auf und fanden uns in einem großen Raum wieder. Unterschiedliche Apparaturen säumten die Wände, und in der Mitte standen ineinander übergehende Verschläge mit Metallpfosten an der Seite. In zweien der Pferche befanden sich Schweine, in den beiden anderen Schafe. Sie hatten keine Lagerstreu, und der teilweise mit Urin gesprenkelte Betonboden neigte sich einem System von Gittern entgegen. Mein erster Gedanke war: wie können sie auf dem Beton schlafen? Sie hatten gelegen, waren jedoch durch uns aufgeschreckt worden. Das Schaf mähte heiser, die Schweine grunzten sehr menschlich und liefen in ihrem engen Verschlag im Kreis herum. Ich war noch nie einem Schwein so nahe gewesen, und dieses hier war riesig. Schweine haben menschliche Augen, blau mit runden Pupillen. Nachdem sie einen angestarrt haben, schauen sie weg, und man kann das Weiße in ihren Augen sehen. Trotz der Gefühle, die ich Tieren gegenüber hegte, verspürte ich kein Verlangen, näher zu treten.

Wir waren alle in der Tür stehengeblieben. Zweifellos wurde etwas gesagt, aber ich erinnere mich an kein Gespräch. Während das Schaf sich im Kreis bewegte, bemerkte ich, daß sein Fell stellenweise ausrasiert war. Auf den kahlen Stellen sah ich kürzlich erst vernähte Schnitte. Einem der beiden Schafe hatte man ein einem Plastiksack ähnelndes Ding an die Seite genäht. Wir gingen wieder auf den Flur und betraten den nächsten Raum. Hunde begannen zu bellen. Ein halbes Dutzend Beagles in angemessen großen Käfigen begrüßten uns freudig. Einer der Hunde sah unglücklich und krank aus und ignorierte uns. Doch der Rest warf sich bei unserem Anblick mit aller Wucht gegen die Gitter. Aber als ich mich dem Hund im ersten Käfig näherte, ging sein Bellen in Knurren über. Das hörte die Schwesternhelferin. Sie warnte mich davor, näher an die Hunde heranzugehen, von denen die meisten sich verzweifelt bemühten, unsere Aufmerksamkeit zu erregen. Plötzlich haßte ich diese Schwesternhelferin, ihre alberne Uniform und ihre schrille, dumme Stimme.

Das laute Winseln wogte vor und zurück, vor und zurück und erfüllte den Raum mit Verzweiflung. Ich war überwältigt. An jedem Käfig befand sich ein Schild, auf dem handschriftlich Einzelheiten über jeden Hund standen, in Worten, die mir fremd waren. Statt Wasserschüsseln gab es Flaschen mit Röhren, an denen sie lecken konnten, riesige Ausgaben jener Flaschen, die meine Wüstenmäuse zu Hause benutzten. Trotz der Warnung ließ ich jeden Hund an meinen Fingern lecken.

Der Tenor der Expedition veränderte sich rapide; sie bewegte sich jetzt nur noch langsam, fast zähflüssig weiter. Nachdem unserer jungen Heranwachsenden aufgegangen war, daß sie einen Fehler gemacht hatte, versuchte sie, uns zur Eile anzutreiben. Als wir die Tür zum nächsten Raum öffneten, fanden wir die Wände mit Käfigen gesäumt. An der Wand gegenüber der Tür standen Käfige mit weißen Mäusen. Zu unserer Rechten gab es eine ganze Wand mit Katzen, Käfig auf Käfig. So viele Katzen. Ich hatte noch nie so viele Katzen auf einmal gesehen. Dennoch war es seltsam still. Sie hockten in ihren Käfigen und starrten uns an. Jede einzelne. Als wir näher gingen, kamen einige an das Gitter, drückten ihr Köpfchen daran und öffneten das Schnäuzchen. Aber kein Laut war zu hören. Jahre später sollte ich erfahren, daß es nicht ungewöhnlich war, Laborkatzen die Stimmbänder durchzuschneiden, besonders wenn es viele waren. Sie hatten die gleichen Wasserflaschen und handgeschriebenen Schilder wie die Beagles, doch ihre Käfige waren kleiner. Einigen von ihnen hatte man streichholzgroße Rechtecke mit elektrischen Drähten in den Schädel implantiert. Die Haut auf ihren rasierten Schädeln war dort, wo sie auf das Metall traf, rot und krustig. Es gab sehr viele getigerte Katzen.

Es reichte. Aus dem nächsten Raum hörte man Affen. Doch wir drehten uns um und gingen. Im Aufzug sprach niemand, in den Gängen sprach niemand. Eine traurige, tastende Gegenwart begleitete uns auf dem Weg zur Station, wo die Tabletts mit Essen gerade angekommen waren und Spaghettiduft die Flure erfüllte. Auf die Frage, wo wir gewesen seien, antwortete unsere Schwesternhelferin beiläufig, wir seien spazierengegangen, und keiner von uns ließ etwas anderes verlauten. Früher oder später müssen wir alle die Worte lernen, mit denen wir unsere persönliche Verluste bezeichnen, aber damals standen wir einfach nur sprachlos vor dem Pult der Krankenschwestern.

Kapitel 3

Das Tao
des Laugh-in

Niemand erklärte mir klipp und klar, wie es mit mir weitergehen würde. Einmal rief mich Mary, die Oberschwester, zu sich. Derek folgte. Die Böden waren frisch gebohnert worden, der Zitronenduft des Wachses hing noch in der Luft. Mary war eine meiner Lieblings-Krankenschwestern. Sie war immer freundlich und hatte stets einen Witz auf den Lippen, wenn sie mit der gefürchteten Schale, in der die Spritzen lagen, ins Zimmer kam. Obwohl mir Bluttests nichts ausmachten, lernte ich die Prae-med-Injektionen fürchten. Das sind Injektionen, die man vor einer Operation bekommt.

Ich hatte schon drei Operationen hinter mir, darunter eine Knochenbiopsie. Normalerweise bekommt man zwei Injektionen, eine in jeden Oberschenkel. Davon hat man noch Minuten später Beinkrämpfe. Die meisten Schwestern kamen mit ebenso gutgemeinten wie nutzlosen Ratschlägen wie: *Reib kräftig über die Stelle!* oder *Drück deine Zehen!* Aber Mary nicht. Sie steht mit erhobener Spritze neben dir und gibt die witzige Version eines Trostes von sich, indem sie jenen süßlichen Ton nachahmt, den frischgebackene Folterknechte anzuschlagen pflegen: *Das wird mir kein bißchen weh tun.*

Ich fragte Mary, ob sie mir vor meiner vierten Operation, bei der mein Tumor und nicht weniger als ein Drittel meines Unterkiefers entfernt werden würden, die Injektionen verabreichen würde. Sie wirkte enttäuscht, als sie sagte, daß sie dafür nicht verantwortlich sei. Am späten Nachmittag, bevor sie ging, rief sie mich zu sich. »Du weißt, daß du morgen eine große Operation vor dir hast?« Mir war gesagt worden, die Operation würde insgesamt vier Stunden dauern, was meinen gesellschaftlichen Status auf der Station heben würde. Obwohl ich mich nach den anderen Begegnungen mit der Narkose krank gefühlt hatte, begriff ich nicht, was eine vierstündige Operation bedeutete. Ein wenig gekränkt sagte ich ihr, ich würde alles vollkommen verstehen. Mir war nicht bewußt, daß ich keinen blaßen Schimmer hatte, wie krank ich eigentlich war und was mit mir geschehen sollte.

Sie schaute mir in die Augen. »Du weißt, daß du danach anders aussehen wirst, oder?«

Derek zuliebe machte ich einen Witz über Verbände und darüber, daß ich wie *The Mummy* aussehen würde. Horrorvideos waren für Derek und mich eine Hauptunterhaltungsquelle. Wir hatten jeden schlechten Monsterfilm gesehen, der je gedreht wurde, und waren uns oft ernsthaft über die Frage in die Haare geraten, ob Camera, eine riesige japanische Schildkröte, Rodin, eine andere japanische Figur, die einem Pterodaktylus ähnelte, besiegen könnte. Mary war klar, daß sie mit mir nicht weiterkam. Sie verlagerte ihr Gewicht, schaute nach unten und ließ ihren Schuh an den Zehen baumeln. Nachdem sie einige Minuten über den Effekt nachgedacht hatte, verlagerte sie das Gewicht wieder auf den Fuß. Als sie ging, hörte ich, wie ihre bestrumpften Oberschenkel aneinanderrieben.

Als ich am nächsten Nachmittag im Aufwachraum erwachte, wußte ich nicht, wo ich mich befand und was mit mir geschehen war. Alles tat mir weh. Wenn ich zu sprechen versuchte, passierte nichts. Eine ältere, übergewichtige Schwester näherte sich meinem Gesicht von Zeit zu Zeit mit einem langen, durchsichtigen Schlauch, der immer dann zu verschwinden schien, wenn meine

Lungen besonders weh taten. Ich wußte nicht, daß man bei mir einen Luftröhrenschnitt gemacht hatte. Überall standen Apparate, die ständig laute Geräusche von sich gaben. Einmal amüsierte ich die Schwester, die mir zeigte, daß ich sprechen konnte, wenn ich einen Finger auf das Loch in der Kehle legte. Ich aber fragte sie, ob sie die Apparate abstellen könne, damit ich endlich einmal richtig schlafen konnte. Meine Eltern kamen für eine Minute ins Zimmer, standen am Bettende und betrachteten mich, wie mir schien, aus weiter Ferne.

Da die Intensivstation belegt war, beschloß man, mich über Nacht im Aufwachraum zu lassen. Ich legte die Hand auf meine Kehle, meine neueste Öffnung, und spürte, wie mein Atem warm, fast heiß über die Handfläche strich. Der Luftstrom schien nichts mit mir zu tun zu haben. In den ersten Stunden erbrach ich reichlich Blut; Blut, das ich während der Operation geschluckt hatte. Ich fing an, den intensiven Drang willkommen zu heißen, die süßlich schmeckende Flüssigkeit von mir zu geben. Sie schmeckte beinahe angenehm. Abflußschläuche mit roten und goldenen Körperflüssigkeiten führten am Kissen vorbei ins Nirgendwo. Ein endlos tröpfelnder Dauertropf hing über mir und übte einen hypnotischen Effekt auf mich aus, ähnlich wie jenes Chaos auf dem Schiff, das mich in dieses Land gebracht hatte. Wenn ich vollkommen still lag, hatte ich keine Schmerzen. Ich döste und wurde wieder wach, döste und wurde wieder wach. So ging es die ganze Nacht über. Im Halbschlaf sah ich mich selbst in Windeln.

Seltsamerweise begann ich zu hinken, nachdem mir die Hälfte des Unterkiefers entfernt worden war. Es passierte, als ich das erste Mal aufstehen durfte. Ich schickte mich gerade an, die ganzen ein Meter vierzig zur Toilette zu gehen, was ein gewisses Maß an Vorbereitung erforderte – schließlich mußten einige Schläuche und Drähte gelöst werden –, als meine Mutter mich fragte:
»Warum hinkst du? Deine Beine sind doch nicht operiert worden, du Küken.«

Meine Mutter beobachtete die Schwester, die mir half. Ich mochte es, wenn sie mich Küken nannte. So nannte sie einen nur, wenn man krank war. Ich war wieder auf Station 10 und hatte nicht nur mein altes Zimmer, sondern auch eine Krankenschwester, die sich rund um die Uhr ausschließlich um mich kümmerte. Die meisten Schwestern saßen einfach nur an meinem Bett und lasen mir etwas vor. Aber heute hatte ich eine, die gerne ohne Ton fernsah und die ganze Zeit kicherte. Auf dem Bildschirm, der sich hinter meiner Mutter befand, lief gerade *Underdog*, als sie ihr Strickzeug niederlegte, um sich das Schauspiel meiner ersten Reise aus dem Bett anzusehen. Ich legte den Finger auf die Kehle.

»Ich weiß nicht.«

Mehr konnte ich nicht sagen. Mein Hinken schien sowohl die Schwester als auch meine Mutter zu amüsieren. Schließlich fand auch ich es lustig. Keiner von uns schien zu begreifen, daß der Körper eine Einheit darstellt, in der alles und jedes miteinander verbunden ist.

Flüssigkeit stellte ein großes Problem dar. Ich weigerte mich, genügend zu trinken. Wenigstens verstanden sie so meine Unfähigkeit, mehr als ein viertel Glas Flüssigkeit auf einmal zu mir zu nehmen. Jeder Schluck machte mich atemlos, zwei Schlucke erschöpften mich, drei oder mehr gaben mir das Gefühl, man müsse mir gratulieren. Doch statt dessen legten sie eine komplizierte Tabelle an, auf der mit einem Magic-Marker jeder einzelne Kubikzentimeter eingetragen wurde, den ich zu mir nahm. Sie dachten, ihre Drohung, mich für immer am Tropf hängen zu lassen, würde mich eines Besseren belehren, aber da hatten sie sich geirrt. Ich hätte den Rest meines Lebens glücklich am Tropf verbracht, wenn sie mich nur endlich in Ruhe gelassen haben würden.

Drei Tage vergingen, und ich konnte immer noch nur einen Bruchteil jener zehn Gläser Flüssigkeit zu mir nehmen, die sie täglich von mir wünschten. Zehn Gläser! Was für eine unvorstellbare Menge! Warum begriffen sie das nicht? Ich wußte, daß meine Mutter langsam ärgerlich auf mich wurde, daß sie anfing, es persönlich zu nehmen. Wie konnte ich ihnen beibringen, daß ich nichts von ihnen wollte, daß ich einfach nur so daliegen und mit meinem Körper vertrauter werden wollte.

Ich kannte jetzt alle Rhythmen, alle Kniffe meines Körpers. Meine Wunde roch süß. Ein Duft, der allgegenwärtig war. Die Haut an Ellbogen und Fersen war wund und so rot wie Stechpalmenbeeren. Anfangs hatte ich mich vor den täglichen Injektionen gefürchtet, aber jetzt waren sie mir egal; jetzt begrüßte ich die verschlafene Zufriedenheit, die sie mir schenkten. Ich lernte, daß ich mich nur zu entspannen brauchte, daß die Angst das schlimmste war. Ich verwandelte mich in eine Angstzerlegungsmaschine. Selbst die schlimmsten Schmerzen wurden harmlos, wenn man sich entspannte und nicht dagegen ankämpfte. Ich hatte nur wenig Lust zu sprechen. Und selbst nachdem man den Luftröhrenschnitt mit einem Pfropfen verschlossen hatte, verwandte ich nur wenig Mühe darauf. Ich reduzierte meinen Wortschatz auf ein paar Silben, die ich genauso bedächtig und vorsichtig von mir gab, wie ich versuchte, die kleinste Menge Wasser zu mir zu nehmen. Ich wurde immer schwächer.

Sie fingen an, mich durch einen gastro-nasalen Schlauch zu ernähren, der bereits früher eingeführt worden war. Zu den Mahlzeiten erschien ein mit meinem Namen versehenes Tablett an meinem Bett; ein Tablett, auf dem nur flüssige Nahrung stand. Sie verflüssigten alles für mich, selbst Truthahn. Ich bat sie, mich an jedem Behälter riechen zu lassen, bevor sie den Inhalt in den Schlauch taten. Allein das belebte mich schon. Ich spürte, wie die warme oder kalte Flüssigkeit durch meine Nase und Kehle strömte. Schließlich – es war um ungefähr fünf Uhr morgens an meinem zehnten Geburtstag – trickste ich die Krankenschwester aus, indem ich ein wenig Orangengelee naschte. Es war die erste nicht flüssige Nahrung, die ich nach Wochen zu mir nahm, und ich fühlte mich sofort besser. Mir wurde klar, daß ich nicht ständig in diesem Bett bleiben könnte. Eines Tages würde ich mich so oder so besser fühlen.

Als meine Familie erschien, um mir zum Geburtstag zu gratulieren, saß ich im Rollstuhl und starrte sie an. Ich fühlte mich großartig. Ich sah, daß mein Aussehen sie schockierte. Als sie mich das letzte Mal vor ungefähr zehn Tagen gesehen hatten, war ich eine ganz normale Neunjährige gewesen. Meine Schwester unterhielt sich höflich mit mir, ebenso meine Zwillingsschwester. Früher waren sie nie so höflich zu mir gewesen. Ich erkannte, daß sich eine Kluft zwischen uns aufgetan hatte; wie konnte ich ihnen jemals klarmachen, daß ich mich jetzt wirklich besser fühlte? Wie konnten sie wissen, was ich hinter mir hatte? Schließlich verstand ich den Begriff: Besuch. Ich war hier, sie waren dort, und sie waren nur auf einen kurzen Sprung vorbeigekommen. Wir betrieben höfliche Konversation über die Kids in der Schule, über die Lehrer, über die Nachbarn. Wir sprachen über vollkommen belanglose Themen, denn bei diesem Gespräch zählte nicht das Thema, sondern nur die Geste des Gesprächs. Man hätte jeden Satz statt in Substantive und Verben in Zeichen und Symbole zergliedern können. Sorgsam gedrechselte Berichte aus einer Pufferzone, die niemandem von uns wirklich gehörte und die keiner von uns bewohnen wollte.

Meine Mutter war eine ungewöhnliche Besucherin. Sie kam jeden Nachmittag, versorgte mich rasch mit den letzten Neuigkeiten oder Informationen über meine Gesundheit, dann ließ sie sich auf einen Stuhl nieder und begann zu stricken. Sie strickte den ganzen Besuch über, vom Anfang bis zum Ende. Sie wußte, daß die Anwesenheit eines Menschen einen wichtigen Teil des Besuches ausmachte. Ihr Körper nahm einen Raum in der Nähe meines Körpers ein. Aber das war auch alles. Andere Besucher waren unangenehmer. Flüchtige Freunde der Familie, die vorbeikamen, minutenlang unbeholfen vor meinem Bett standen und mich in ein Gespräch zu verwickeln suchten, während ich mir nur wünschte, daß sie sich hinsetzten, entspannten und kein Wort sagten.

Doch mein Vater war der schlimmste von allen. Er liebte Wortspiele und dachte sich jeden Tag eines aus, das noch schrecklicher war als das vom Vortag. Aber noch schlimmer war die peinliche Stille, die der einstudierten Routine folgte. Was sollte er jetzt tun? Manchmal zog er eine Chirurgenmaske an und machte einen Witz über Dr. Dad; einen Witz, den schon Dutzende anderer Väter mit ihren Kindern gemacht hatten. Wenn er nicht mehr weiterwußte, setzte er sich hin und starrte auf meinen Tropf. Er konnte lange Zeit so dasitzen und jeden einzelnen Wassertropfen überreden, sich zu formen und zu fallen. Ich wußte, wie schwer es für ihn war, und wahrscheinlich wußte auch er, wie schwer es für mich war.

Nach der ersten großen Operation und auch in späteren Jahren gab es gewisse Nachmittage, an denen ich meinen Vater an seinem besonderen Gang erkennen konnte, selbst wenn er noch auf dem Flur war. Er besuchte mich während seiner Mittagspause, obgleich er wegen seines hektischen Terminplans nicht viel Zeit hatte. Wir beide wußten, daß diese Besuche sich endlos in die Länge zogen und uns keine Freude bereiteten und daß es in Ordnung war, wenn er nur gelegentlich kam. Eines Tages hörte ich wieder einmal seine Schritte. Vorsichtig, obwohl nicht ganz sicher, was ich eigentlich vorhatte, glitt ich in mein Bett und schloß die Augen. Er betrat schwer atmend das Zimmer und blieb ein oder zwei Minuten lang nachdenklich vor mir stehen. Ich hörte, wie er in seinen Taschen nach etwas suchte, hörte das Knistern von Papier, das Geräusch eines über ein Blatt gleitenden Bleistifts. Dann war er verschwunden. Er hinterließ eine ganz bestimmte, hohle Leere. Ich öffnete die Augen und las: »Ich war hier, Lucy, aber Du hast geschlafen. Ich wollte Dich nicht wecken. Liebe, Daddy.« Ich hatte das Gefühl, als hätte ich uns beide vom Haken gelassen. Dennoch zogen sich die Nachmittage auch weiterhin endlos lang dahin. Sie waren etwas, das man hinter sich bringen mußte.

Mit der Zeit machte ich Fortschritte. Ich nahm zu, die Schläuche verschwanden, und das Gehen war nicht mehr so anstrengend. Ich weigerte mich immer noch zu sprechen und reduzierte meine Antworten auf ein einfaches Ja oder Nein, und selbst das nur, wenn ich nicht mit dem Kopf nicken konnte. Ich ließ die anderen in dem Glauben, es falle mir schwer, obwohl meine Mutter es besser wußte und mich ständig drängte. Eines Tages, als ich allein war, kam Mary ins Zimmer spaziert und sagte nebenbei, daß es mir besserginge, daß jemand anderer das Zimmer brauche, daß in dieser Station alle Betten belegt seien und daß ich eine Etage höher verlegt würde. Dann verschwand sie wieder, genauso ungezwungen, wie sie gekommen war. An diesem Tag hatte man mir zum ersten Mal ganz normale Sachen angezogen, unter anderem ein Spiderman-Hemd, das mir jemand geschenkt hatte. Eine Welle von Traurigkeit erfaßte mich. Vielleicht würden sie, wenn ich nackt wäre, denken, ich sei so krank, daß ich nicht fortkönnte. Ein paar Minuten später kam jemand, um mir beim Einpacken zu helfen. Ich entschuldigte mich und ging zur Toilette, wo ich meinen Tränen freien Lauf ließ. Es waren meine ersten Tränen in diesem Krankenhaus.

Wie konnten sie mich einfach so hinauswerfen? Ich hatte immer geglaubt, die Krankenschwestern würden mich mögen, sie seien meine Freundinnen, und jetzt schob man mich einfach ab. Da wurde mir klar, wie sehr ich daran gewöhnt war, umsorgt zu werden. Ich brauchte mich noch nicht einmal selbst zu waschen. Und sosehr ich es auch haßte, meiner Mutter recht zu geben, ich mußte ihr beipflichten, wenn sie meinte, ich sei zu passiv geworden. Ein vielfältiger Kummer erfaßte mich, zu komplex, als daß ich hätte wissen können, was mich eigentlich bekümmerte. Glücklicherweise ermüdete ich leicht, und so weinte ich nur noch etappenweise. Dann wischte ich mir über die Augen und ging wieder verschämt ins Zimmer zurück, um der Schwester dabei zu helfen, meine Besitztümer in einen roten Plastiksack zu stopfen, auf dem in schwarzen Buchstaben *Warnung: Gefährlicher Abfall* geschrieben stand. Meine Mutter hatte meinen Handkoffer schon früher mit nach Hause genommen, weil er zuviel Platz wegnahm.

Die neue Station war genauso angelegt wie Station 10, doch kein einziges vertrautes Gesicht war zu sehen. Hier gab es verschiedene Arten von Patienten, unter anderem eine Gruppe von Mädchen im Teenageralter, die miteinander kicherten und Witze über mir unbekannte Ärzte machten, besonders über einen gewissen Dr. Silverman, in den sie alle verliebt zu sein schienen. Ein Mädchen mit langen schwarzen Haaren und wunderschönen dunklen Augen sang seinen Namen immer wieder vor sich hin. Ich sagte ihr, daß sie mit ihrer Stimme im Radio auftreten könne. Das schien ihr zu gefallen. Die Mädchen waren spindeldürr, und da ich noch nichts von Magersucht wußte, fragte ich mich, was ihnen fehlen mochte. Sie hatten keine sichtbaren Narben oder Krankheitszeichen, sie waren einfach nur zu dünn. Eine aus der Gruppe war so dünn, daß sie nicht mehr gehen konnte und die anderen sie in einem Rollstuhl herumschoben. Ihre Arme waren derart mager, daß ihre Ellbogen wie riesige, geschwollene Beulen und ihre Hände wie die übergroßen Hände von jemandem aussahen, der sein ganzes Leben lang schwer gearbeitet hat. Obwohl sie älter waren als ich und jenes geheimnisvolle, beneidenswerte Teenagerreich bereits betreten hatten, trugen sie mit ihrem Namen versehene Bänder um das Handgelenk, die so klein waren, daß sie sogar einem Krabbelkind gepaßt hätten. Es waren die einzigen Bänder, die um ihre zerbrechlichen Gelenke paßten.

Nach einer Woche auf der neuen Station hatte ich noch immer keine neuen Freunde. Derek besuchte mich ein- oder zweimal, bevor er endgültig entlassen wurde. Mein Körper sehnte sich nach zu Hause. Ich fühlte mich mit jedem Tag stärker und langweilte mich sehr. Auf meiner Brust befanden sich immer noch klebrige Kreise, Überbleibsel des EKG, und meine Fingerspitzen zierten kleine schwarze Punkte, Folgen der täglichen Bluttests. Aber mein Körper gehörte wieder mir. Obwohl ich mir die Narbe an meinem noch immer geschwollenen Gesicht angeschaut hatte, war es mir nicht in den Sinn gekommen, mein Aussehen zu studieren. Zwar fehlte mir ein Teil des Kiefers, aber die extreme Schwellung, die erst nach zwei Monaten abklang, verdeckte den Mangel. Mir war vor der Operation schon egal gewesen, wie ich aussah. Stolz darauf, ein Wildfang zu sein, verachtete ich jeden Versuch, hübsch oder mädchenhaft auszusehen. Eine Klassenkameradin namens Karen hatte mir einmal gesagt, ich sei schön, und in der dritten Klasse hatten mich bereits zwei Jungen gefragt, ob ich ihre Freundin werden wolle; Bemerkungen und Bitten, die mich verwirrten. Als Derek mich vor ungefähr zehn Tagen zum ersten Mal küßte, hatte mich sein Wunsch vollkommen überrascht, und als ich schließlich nach Hause durfte, war ich nur stolz auf meine neue, dramatisch aussehende Narbe und begierig darauf, damit anzugeben.

Als ich entlassen wurde, waren bereits Schulferien. Der endlose Sommer streckte sich süß und betäubend vor mir aus. Ich durfte wegen der frischen Luftröhrennarbe, die wie ein rosafarbener Knopf aussah, nicht schwimmen gehen. Aber das machte mir nichts, denn ich war eine Heldin. Nachbarn blieben auf den warmen Bürgersteigen stehen, um mich zu fragen, wie es mir ginge. Evan, mein bester Freund aus dem Viertel, und die anderen Jungs schienen von meinen Krankenhausgeschichten – die ich nach Herzenslust ausschmückte – und von meinem Coup – ich brauchte die in der Schule versäumten zwei Monate nicht nachzuholen – angemessen beeindruckt zu sein.
Eines Nachmittags, als Evan und ich in seinem Wohnzimmer ein schwieriges Dschungelspiel spielten, kam sein Vater auf dem Weg

in die Küche an der offenen Tür vorbei. Er zögerte einen Augenblick, dann drehte er sich um und wandte sich direkt an mich. Ich wußte, daß seine Frau vor ein paar Jahren an Krebs gestorben war, aber ich konnte mir nicht vorstellen, was ihm durch den Kopf ging, als er ein Kind sah, das die gleiche Krankheit, die gleichen Aussichten wie sie hatte. Evans Vater war der erste, der die Chemotherapie zur Sprache brachte. Er schaute mich einen Augenblick lang traurig an, bevor er mich fragte, ob ich wüßte, was das sei. Man hatte mir zwar gesagt, daß man eine Chemotherapie mit mir machen würde, doch hatte man sie einfach als ein neues Medikament, eine weitere Injektion beschrieben, von der ich vielleicht Hitzewallungen bekommen würde, aber mehr nicht. Ich hatte bereits einige ungemütliche Scanneraufnahmen samt den Injektionen mit der Kontrastfarbe hinter mir, die die Welt in etwas Wirres und Warmes verwandelt hatten. Aber das war nichts, dem ich mich nicht zu stellen traute.

Meine Erklärung schien ihm nicht zu genügen. Entweder war er nicht fähig oder nicht willens, das, was er begonnen hatte, zu Ende zu bringen: Auf jeden Fall ließ er eine verschwommene Bemerkung über chemische Veränderungen in meinem Körper fallen, und darüber, daß mein Haar davon in Mitleidenschaft gezogen werden würde. Ich hatte keine Ahnung, wovon er sprach. Da ich jedoch etwas Ernsthaftes witterte, das ich lieber nicht weiterverfolgen wollte, sagte ich zu Evan, daß meine Haare grün und meine Augen purpurrot würden. Es war das zweite Mal, daß ein Erwachsener offen und ernsthaft versucht hatte, mir meine Lage näherzubringen. Es war auch das zweite Mal, daß ich das Thema einfach beiseite schob und mich weigerte, den Tatsachen ins Gesicht zu schauen.

Ich verleibte das Wort Tod meinem Wortschatz ein, als ich sechs Jahre alt war. Die Wüstenmaus war das letzte einer langen Reihe von Haustieren, die das Zeitliche segneten, und meine Schwester, die damals bereits zwölf Jahre alt war, half mir dabei, den kleinen Leichnam hinter dem Haus zu begraben. Unser Hund Cassie war ungefähr ein Jahr vorher gestorben, und obwohl ich ihn vermißte, verwirrte es mich, daß Susie noch tagelang nach Cassies Tod irrationale Tränen vergoß und schlechte Laune verbreitete. Und jetzt war auch die Wüstenmaus tot. Obwohl ich keine richtige Beziehung zu ihr gehabt hatte, war ich traurig. Sie lag auf einer braunen Papiertasche, dir ihr bald als Leichenhemd dienen sollte. Ihr Fell war struppig und klumpte zusammen, wie es sonst nicht der Fall gewesen war. Das Fell war das toteste an ihr. Als ich sie berührte, konnte ich nicht glauben, wie hart, wie kalt sie war. Als Susie sie am Schwanz hochhob, brach plötzlich die Sonne durch die Wolken und beleuchtete ihre trüben, immer noch offenen Augen. Da kam mir eine seltsame Idee; eine Idee, zu absurd, um wahr zu sein. Wie könnte das sein? Bestimmt würde Susie mich auslachen, daß ich so etwas auch nur vermuten konnte. Aber ich spürte, daß ich um meines Seelenfriedens willen ganz sichergehen mußte.

Ich zögerte einen Augenblick und überlegte, wie ich es am besten in Worte fassen könnte. Ich entschied mich für die negative Methode.

»Menschen sterben nicht, oder?«

Sie schaute mich genauso überrascht an, wie ich gehofft hatte, mit jenem leicht belustigten Blick, der mir sagte, daß meine Angst unbegründet war. Doch ihre Antwort war ein Beweis dafür, daß man eine zwölfjährige Schwester niemals etwas fragen sollte. Mit frohlockender Stimme beschrieb sie in allen Einzelheiten den kalten, dunklen Boden, in den man gesenkt wird; beschrieb, wie die Haut sich von den Knochen löst und wie die Augen ausfallen. Dann begann sie, wahrhaft inspiriert zu singen:

>»Es kriechen die Würmer dir in den Bauch
>und wieder heraus aus deinem Mund.«

Ich konnte es ihr nicht übelnehmen. Ich gab eine gute Zielscheibe ab und hätte an ihrer Stelle genau das gleiche getan. Zum Menschsein gehört, daß man seine Wirkung auf andere Menschen stets unterschätzt, und bei einer Zwölfjährigen mit einer kleinen Schwester ist die Grausamkeit sehr hart. Susie ahnte nicht, was sie mir dort draußen, hinter dem Haus, angetan, was sie in mein Innerstes gepflanzt hatte. Niemand hatte eine Vorstellung davon, weder meine Eltern noch meine Lehrer oder Freunde, da ich nicht darüber sprechen konnte. Wenn das Wort Tod in meiner Gegenwart erwähnt wurde, brach ich innerlich buchstäblich zusammen. Eines Nachts träumte ich, man hätte mich in einem dunklen, kalten Raum voller Knochen abgeladen und allein gelassen; Knochen, die bei meiner Ankunft zum Leben erwachten und um mich herumtanzten. In den Treppenstufen vor unserem Haus befanden sich kleine dunkle Löcher, die nirgendwo hinführten, es war einfach nur ein Baufehler. Aber in meinen neuen Träumen verwandelten sie sich in Tore zu einer Welt, die mich ängstigte, einer Welt, deren Einwohner keine Köpfe hatten, und falls sie doch welche haben sollten, waren sie voller Würmer und Käfer. All das erwartete mich, es gab keine Möglichkeit, dem Tod zu entrinnen. Ich wurde immer hektischer. Wenn ich in einem Film oder einer Fernsehsendung einen Toten sah, versteckte ich mich unter der Decke. Wenn eine Schulkameradin, die ich noch nicht einmal kannte, bei einem Feuer umkam, war ich davon überzeugt, daß ich schuld hatte.

Warum wurden wir überhaupt geboren, wenn ein so schreckliches Ende auf uns wartete? Mein sechsjähriges Selbst steckte voller Ängste und Fragen, als die Lösung plötzlich und an einem Ort auftauchte, an dem ich sie nicht erwartet hatte: in einer Fernsehsendung namens *Laugh-in*. *Laugh-in* war eine Satireserie, eine Mischung aus sexuellen und politischen Anspielungen, die über meinen Verstand gingen, einschließlich eines immer wiederkehrenden Szenarios, in dem ein abgerissener, erschöpfter Mann einen großen Berg hinaufkletterte, auf dessen Gipfel ein anderer Mann mit einem langen grauen Bart saß. Nachdem der Bergsteiger den Guru erreicht hatte, fragte er ihn geradeheraus: »Was ist der Sinn des Lebens, o Meister?« Natürlich bekam er stets eine alberne Antwort, was für gewöhnlich zur Folge hatte, daß der Kletterer vom Berg stürzte. Doch ich hatte im Cartoon »B. C.« Hinweise auf einen ähnlichen Berg, einen ähnlichen Guru, entdeckt. Und dann sah ich eine National-Geographic-Sendung, die diesen Berg samt dem daraufsitzenden Guru nach Tibet verlegte, einem Ort, der wirklich existierte. Ich eilte schnurstracks zu meinem Vater, der lesend auf der roten Couch im Wohnzimmer saß, die so sehr an seinen Körper gewohnt war, daß sie sich entgegenkommend wiegte, damit er es noch bequemer hatte. Nach seinem Tod pflegte ich mich mit den Katzen in seiner Kuhle einzurollen. Die Wärme, die er dort hinterlassen hatte, war so beruhigend wie eine geisterhafte Hand, die über mein Haar strich.

»Wie teuer ist ein Flugticket nach Tibet?!« fragte ich ohne jede weitere Erklärung.

Er schlug die Augen gen Himmel und runzelte die Stirn, um mir zu verstehen zu geben, daß er nachdachte. Dann schaute er auf seine Handfläche, murmelte etwas vor sich hin und tat so, als würde er rechnen. Nach einer Minute schaute er mich wie eine Erwachsene an. »Eine Million Dollar«, antwortete er mit dem gleichen Ernst, mit dem ich ihn gefragt hatte. Ich dankte ihm und ging. Für eine Sechsjährige waren eine Million Dollar genauso unvorstellbar wie hundert Dollar. Aber ich beschloß zu sparen, obwohl mir klar war, daß es viel Zeit, vielleicht sogar Jahre dauern würde, bis ich die Summe beisammenhatte.

Nach und nach wurde die Besessenheit vom Tod von einer anderen Besessenheit abgelöst, von den täglich neuen Entdeckungen, am Leben zu sein. Doch noch lange Zeit danach wiegte ich mich in den Schlaf, indem ich mir den Berg und den langen mühsamen Aufstieg vorstellte. Ich zählte jeden meiner Schritte wie andere

Menschen Schafe; und jede Nacht, in der es mir gelang, den Gipfel zu erklimmen, stellte ich meine Frage. Ich hatte ein Verlangen danach, auch noch die winzigste Tonschwingung wahrzunehmen, in dem Glauben, daß die Vervollkommnung meines Hörvermögens alles sei, was ich brauchte, um die Antwort zu verstehen. Die Wahrheit war etwas, das existierte, nur daß sie in einem fernen Land zu Hause war.

Als ich krank wurde, war die ganze Aufregung um die Wüstenmaus schon längst vergessen, und die Vorstellung, daß der Tod etwas mit mir zu tun haben könnte, kam mir nicht in den Sinn. Das war keine Verdrängung, sondern der schlichte Glaube daran, daß mir niemals, niemals etwas Böses zustoßen würde. Manchmal frage ich mich, ob mich nicht dieser Unglaube am Leben gehalten hat. Erst später, als ich nicht umhinkonnte zu erkennen, daß ich schwer krank war, kam mir der Gedanke, daß das, was mit mir geschah, bedeutsam und gefährlich war. Doch trotz des Wissens um den Tod war es mir niemals bewußt geworden, daß ich persönlich betroffen sein könnte.

Als Teenager arbeitete ich in einer Bücherei. Eines Tages, als ich gelangweilt Bücher einsortierte, fand ich mich plötzlich in der medizinischen Abteilung wieder, wo mir ein Buch über pädiatrische Onkologie ins Auge fiel. Ich zog das gewichtige Werk heraus, legte es auf den Tisch und schaute im Index unter »meinem« Krebs, dem *Ewing-Sarkom*, nach. Dann schlug ich die angegebene Seite auf und las eine kurze Beschreibung über die verschiedenen Formen des Sarkoms, die von einer Tabelle mit den prozentualen Sterblichkeitsraten gefolgt wurde. Man gab den Patienten mit einem *Ewing-Sarkom* eine Überlebenschance von fünf Prozent.

Die Seiten des Buches waren schwer und cremefarben. Ich fuhr mit dem Finger die Buchstaben entlang, die so schwarz waren, daß ich erwartete, die Erhebungen zu spüren. Ich schaute auf. Der Raum war leer, die Beleuchtung schlecht, und da standen noch unzählige Bücherstapel, die eingeräumt werden mußten. *Fünf*

Prozent. Ich fühlte mich genötigt, etwas zu sagen, aber es war niemand da, und ich wußte auch nicht, was ich sagen sollte. Ich fühlte den Puls in meiner Halsschlagader. So stand ich einige Minuten. Ich wußte nicht, ob ich mich bewegen, ob ich sprechen, mich setzen oder sonst etwas tun sollte. Mir fiel nur nicht ein, was. Dann war es vorbei. Ich war darüber hinweg. Ich hatte das Gefühl, als hätte ich etwas vergessen, einen Namen, einen Gegenstand, ein Gefühl; etwas, das ich mir hätte merken sollen, statt dessen jedoch achtlos hatte vorübergehen lassen. Schließlich kam jemand in den Raum und brach die Stille mit seinen quietschenden Winterstiefeln. Ich drehte mich um und griff nach einem Buch, um es einzuräumen.

Kapitel 4

Die Angst an sich

New Yorks Straßen bilden eine eigene Landschaft. Zu wissen, in welcher Straße man sich befindet, vermittelt einem ein Gefühl von Macht. Es tut nichts zur Sache, daß New York größtenteils ein riesiges Gitternetz und, verglichen mit Labyrinthen wie Paris oder London, lächerlich einfach zu durchqueren ist. Seine Energie entströmt dem Pflaster direkt vor einem; Dampf entsteigt ihm schwallweise, so daß man meint, der ganze Ort würde jede Minute in die Luft fliegen. Menschen, die bereits in eine Explosion geraten sind, liegen wie zerknülltes Papier in ihren Mauerspalten. Und die ganze Zeit über hört man ein leises Versprechen, einen schmeichelnden Ton, der verkündet, daß sich jeden Augenblick etwas Wichtiges, etwas Dramatisches ereignen wird.

Ich bin zwei Jahre lang an fünf Tagen jeder Woche zur Strahlenbehandlung in die Stadt gefahren. Zwei Jahre, denen ein halbes Jahr folgte, in dem ich nur einmal die Woche, meistens freitags, dorthin mußte, um die Chemotherapie zu Ende zu bringen, mit regelmäßigen »Ferien« während der zweieinhalb Jahre. Meine Mutter arbeitete morgens in einer Privatklinik in unserer Stadt. Sie holte mich mittags von zu Hause ab. Dann fuhren wir eine knappe Stunde auf dem *Palisades Parkway* durch eine relativ ländliche Gegend, überquerten auf der *George Washington Bridge* den Hudson und fanden uns unvermittelt in einer anderen Welt wieder. Reklametafeln warben in Spanisch für ein schönes Leben, uraltes Kopfsteinpflaster bahnte sich hier und da seinen Weg durch den Teer; Teer, der im Sommer erzitterte und stank und im Winter schwarz und hart glänzte. Überall sah man seltsame Gestalten, aber sie machten mir keine Angst, genausowenig wie die schmutzigen, sabbernden Verrückten, die Heimatlosen und die Trinker. Mich erschreckte nur die Weite, die Kluft, die zwischen uns herrschte, die Distanz, die keiner von uns zu überbrücken bereit oder willens war. All das spürte ich sehr stark, und um die Wahrheit zu sagen, es schien mir nicht das Schlechteste zu sein.

Obwohl ich erschrocken war, bewunderte ich den ständigen Akkord der Zähigkeit und Stärke, der die verschiedenen Töne der Stadt in eine Harmonie brachte; ich bewunderte sie, die tausendundeine kleine Vignetten belauschter Gespräche, die Blicke auf das Leben. Ich sah auf diese Distanz nicht sehr viel. Wir fuhren normalerweise bis in die Stadt, in unsere persönlichen inneren Reisen versunken; das Radio wirkte wie eine Betäubungsdroge. Sobald wir in der Stadt angelangt waren und die leidige Parkplatzsuche hinter uns hatten, gingen wir schweigend die wenigen Häuserblocks bis zum Krankenhaus. So machten wir es immer. Es erschien uns normal.

Die Abteilung für Strahlentherapie war in einem speziell dafür gebauten Gebäudeabschnitt untergebracht, der sich tief in den Eingeweiden des Krankenhauses befand und dicke Wände besaß. Chris, meine »Radiotherapeutin«, erklärte, daß sie wegen der Sicherheitsbestimmungen so dick seien. Sie legte die Hand auf den ansonsten harmlosen, blaßgelb gestrichenen Verputz und erklärte mir mit ehrfürchtiger Stimme, was man bei der Bestrahlung alles beachten mußte. Sie trug einen dicken grünen Bleikittel, den ich einmal halten durfte, obwohl er fast soviel zu wiegen schien wie ich.

Schon bei meinem ersten Besuch merkte ich, wie erpicht Chris darauf war, daß ich sie als »eine Freundin« betrachtete. Sie hatte blonde Strähnen im Haar und starke, athletische Arme. Ihre Uniform war in einem unkleidsamen Gelb gehalten, das nicht mit dem Gelb der Wände harmonierte. In der ganzen Abteilung herrschte eine Atmosphäre, die sich von der des übrigen Krankenhauses unterschied, was jedoch von einer gewissen einhüllenden, schützenden Qualität und den aufrichtigen Versuchen wettgemacht wurde, dieses Blei- und Zementloch im Erdboden ein wenig menschlicher zu gestalten. Die Angestellten hatte ihre Familienfotos an den Wänden des Empfangsbereiches aufgehängt, oder sie hängten allzu niedliche Katzen- und Hundebilder auf, wenn sie noch keine eigenen Kinder hatten. Plakate mit Orang-Utans, die verkündeten: *Jedesmal, wenn ich die Regeln verstanden habe, ändern sie sie,* und mit Welpen, die Gott dafür dankten, daß es Freitag war, zierten die Decken der Behandlungsräume und forderten meine Aufmerksamkeit, während ich auf dem Rücken lag.

Die Strahlenbehandlung selbst war einfach; es war fast so wie beim Röntgen. Ich legte mich auf einen fahrbaren Tisch, Chris zog ihren Bleikittel an und schaltete das Licht aus. Die Lampen im Inneren des unförmigen Apparates, der an Schienen von der Decke hing, strahlten mir ins Gesicht und warteten darauf, auf die Magic-Marker-Kreuze ausgerichtet zu werden, die man mir auf Hals und Gesicht gemalt hatte. »Und jetzt nicht mehr atmen!« tönte es aus irgendeiner Ecke. Und ich atmete so tief ein, wie ich konnte. Dabei dachte ich fast immer an einen Film über eine Schiffskatastrophe, in dem der Held eine weite Strecke tauchen mußte, um alle zu retten. Ich hielt meinen Atem so lange an wie er und fragte mich, ob auch ich andere retten könnte. Da ich glaubte, daß man für jeden Notfall gewappnet sein sollte, versuchte ich meine Fähigkeit im Atemanhalten zu verbessern. Hier auf dem fahrbaren Tisch in der Strahlentherapie-Abteilung bot sich eine gute Gelegenheit, für eine Katastrophe auf hoher See zu üben. Während der Apparat über meinem Kopf sanft klickte und surrte, füllte sich mein Körper mit Luft und zitterte fast unmerklich vor Verlangen, sie wieder von sich zu geben, sie wieder dorthin zu befördern, wo sie hergekommen war. Und gerade, wenn ich kurz davor stand, alle Hoffnung fahren und das salzige Wasser in meine Lungen strömen zu lassen, tönte Chris' Stimme aus der dunklen Ecke.

»Und atmen!« Die Lichter gingen an, Chris erschien ohne ihre bleierne Bürde und half mir vom Tisch herunter. Es war wieder einmal geschafft – bis zum nächsten Tag.

War es Montag, Dienstag, Mittwoch oder Donnerstag, blieb es dabei. Ich holte meine Mutter aus dem Wartezimmer ab, und wir nahmen den großen Aufzug, der uns wieder auf die Straßenebene brachte. Dann stiegen wir in den Wagen und fuhren heim, in der Hoffnung, daß wir den Feierabendverkehr vermeiden könnten. Der Freitag jedoch verlief anders. Jeden Freitag, für gewöhnlich gegen drei Uhr nachmittags, hatte ich einen Termin bei Dr. Woolf in der Chemotherapie-Klinik.

Ich war bereits seit zwei Wochen in der Strahlentherapie, als ich meinen ersten Termin bei Dr. Woolf hatte. Und trotz der Warnversuche von Evans Vater ging ich vollkommen unvorbereitet dorthin. Die Bestrahlung war mir damals wie ein günstiges Tauschgeschäft vorgekommen. Die ganze Zeit hatte ich schulfrei, keine Schmerzen, wenigstens damals noch nicht, und besinnliche Fahrten in die Stadt mit meiner Mutter unternommen. Das einzige, was mich an der Chemotherapie beunruhigte, war die Aussicht auf wöchentliche Injektionen. Denn das verstand ich unter Chemotherapie: eine Injektion. Ich war blind in bezug auf die ursprüngliche Operation gewesen und war ebenso blind gegenüber den Warnungen vor der Chemotherapie. Aber als ich die Klinik betrat, sah ich die ersten Andeutungen dessen, was mir bevorstand.

Im Gegensatz zu der neuen Abteilung für Strahlentherapie wirkte die Chemotherapie-Klinik alt und grau. Der größte Wartebereich befand sich an der Seite einer vielgenutzten Halle, die die Hauptverkehrsader des Krankenhauses zu sein schien. Er lag völlig frei, wie eine Lounge. An den Wänden hingen dunkle Ölporträts von Männern, deren Namen zu erfahren ich mir entweder nicht die Mühe machte oder an die ich mich einfach nicht mehr erinnern kann. Die Couches und Sessel waren mit dunkelgrünem Vinyl bezogen. Der Boden bestand aus schwarzen Fliesen mit weißen Einschüben, die kaum noch zu erkennen waren. Daß meine Mutter hier nicht rauchen durfte, machte sie wahnsinnig, besonders weil wir zweieinhalb Jahre lang, Woche für Woche, wenigstens noch zwei Stunden über den vereinbarten Termin hinaus warten mußten, bevor mein Name aufgerufen wurde.

Die anderen Wartenden faszinierten mich. Wir sahen alle erschöpft aus. Der Gesundheitszustand der einzelnen Patienten schien sehr zu variieren. Mit den Jahren wurde ich eine Expertin darin, vom Aussehen der Kinder auf die Medikamente zu schließen, die sie einnahmen. Einige sahen aufgedunsen und träge aus, andere so dünn wie Stöcke, und fast jeder von ihnen verlor entweder seine Haare, oder sie wuchsen gerade wieder nach. Hüte, Kopftücher, ja sogar Perücken herrschten vor. Beim ersten Termin hatte ich das Gefühl, nicht zu ihnen zu gehören, eine Million Kilometer weit fort zu sein.

Als wir schließlich in Dr. Woolfs Büro waren und meine Mutter ihm gerade wegen der langen Wartezeit die Meinung sagen wollte, gerieten wir mit seinem Telefon aneinander, das offensichtlich sein ständiger Begleiter war. Er unterhielt sich gleichzeitig mit meiner Mutter, mir, der anwesenden Krankenschwester, seiner Sekretärin unten in der Halle und wer sonst noch in der Leitung sein mochte. Er hatte eine gewisse Kunstfertigkeit darin entwickelt. Meine Mutter hielt ihn für unglaublich rüde, und sie hatte recht. Es war nichts Persönliches an Dr. Woolf. Er war barsch und ohne jegliches Einfühlungsvermögen. Als er mich das erste Mal untersuchte, konnte ich nur zurückzucken, so grob behandelte er mich. Seine großen Finger preßten sich in meinen

Unterleib und stemmten meinen noch immer steifen Mund auf. Sein Erscheinungsbild war nicht gerade ansprechend. Er war groß, glatzköpfig und hatte ein längliches Gesicht und einen seltsamen, großen weißen Fleck auf der Stirn, der das Licht auf eine wenig schmeichelhafte, unheilverkündende Weise einfing. Seine Nase war enorm, die Lippen unsichtbar. Er machte mir angst.

Sein Büro war genauso düster und eintönig wie das Wartezimmer. Eine Ausnahme bildete das große, in mehrere Scheiben unterteilte Fenster, von dem aus man auf einen gutgepflegten Garten mit Reihen blauer Blumen und efeubewachsener Bäume sah. Ich verbrachte viel Zeit damit, aus diesem Fenster zu schauen. Mir war bereits bei diesem ersten Besuch klar, daß es in diesem Zimmer keinen Platz für mich gab, daß das einzige, was ich über dieses Interieur wissen wollte, das damit inbegriffene Exterieur war; eine Existenz, die nichts mit mir, Dr. Woolf, meiner Mutter, dem Behandlungstisch, der zu hoch war, um allein darauf zu steigen, oder den beiden Sechzig-Kubikzentimeter-Spritzen zu tun hatte, die geduldig in ihrer sterilen Hülle warteten.

Diese erste Untersuchung war gründlicher als die nachfolgenden. Man bat mich, mich auszuziehen, was ich auch tat, wobei ich mich gedemütigt und bloßgestellt fühlte. Während er mit der Krankenschwester, meiner Mutter und ins Telefon sprach, das er sich unters Kinn geklemmt hatte, drückte und preßte er mich mit seinen freien Händen, schlug eine Spur zu fest mit dem Reflexhammer zu und sprach viel zu laut. Wenn er mich berührte, konnte ich die Schwingungen seiner Stimme in meinem Brustkorb spüren. Ich fühlte, wie sie durch die Höhlung meines Körpers glitten, so wie man spürt, wenn ein Wagen zu nahe an einem vorbeifährt. Er nahm eine Staubinde und wand sie so straff um meinen Arm, daß er die Haut einklemmte, und obwohl ich versuchte, mich zusammenzureißen, begann ich zu weinen. Nicht laut, noch nicht einmal heftig, nur ein paar Tränen, die, wie sich herausstellen sollte, genauso zutreffend und prophetisch waren wie alle Tränen, die ich jemals vergossen hatte.

Die Nadel der Schmetterlingsspritze, die ihren Namen den flügelähnlichen Kolben verdankt, die ihrem kurzen, zerbrechlichen, körperähnlichen Zylinder entwachsen, glitt in meinen Arm; ein schwacher Stich, den ich kaum spürte. Weil man mir in die Ellbogenbeuge spritzte, mußte ich mit ausgestrecktem Arm dasitzen, den ich unbeholfen und sehr gehemmt hochhielt. Dann wurde mir warm. Ein brennender Schmerz machte sich in meinem Ellbogen breit. Für den Bruchteil einer Sekunde, den Bruchteil eines Bruchteils einer Sekunde, war dieser Schmerz fast angenehm, ein glühendes, fleischliches Gefühl meines Körpers, der sich selbst als Körper, als weltliches Ding, erkannte. Doch von einer Sekunde zur anderen wurde es zuviel. Ich spürte, wie sich die Umrisse meines Magens ausdehnten und wieder zusammenzogen, wie eine aufgestörte bunte Seeanemone.

Es war wie eine Anatomievorlesung. Ich hatte nicht gewußt, daß es möglich war, seine Organe zu spüren, so wie man seine Zunge oder die Zähne spürt. Mein Magen zeichnete für mich seine Umrisse nach; meine Därme, meine Leber und andere Teile meines Körpers, von denen ich noch nicht einmal die Namen wußte, wurden immer wärmer, begannen unter ihrer eigenen Wärme zu zittern, erzeugten Spannung und Raum, indem sie sich gegen die Eingeweide, die Magenmuskeln, den Rücken und meine Lungen rieben. Ich wäre am liebsten auf dem Tisch zusammengebrochen oder, noch besser, mit dem Kopf zuerst auf den kalten Boden gefallen, aber ich konnte es nicht. Dr. Woolf hatte gerade erst angefangen. Die Spritze war noch halb voll, und ihr würde noch eine zweite folgen. Mein Kopf begann zu schmerzen. Nicht sicher, ob mein Gehirn zusammenschrumpfte oder anschwoll, warf ich einen Blick auf das Büro und war nicht im mindesten überrascht, festzustellen, daß alles und jedes von einer gelbgrünen Aura umgeben war; das Ganze erinnerte an ein makabres religiöses Gemälde.

Mein Körper hätte sich am liebsten umgestülpt. Er bemühte sich vergeblich, sich von diesem unsichtbaren Eindringling, von diesem überwältigenden und schädlichen Gift zu befreien. Ich wurde wiederholt von einem Brechreiz geschüttelt, der so stark war, daß er sich eher wie ein Krampf anfühlte. Jemand hielt mir eine Metallschüssel vors Gesicht, der ich alles übergab, was mein Verdauungssystem zu bieten hatte. Und als das noch nicht reichte, schickte ich den Verdauungssaft hinterher; erbarmungsvolle Tropfen grüner Galle. Als das immer noch nicht genug war, erbrach ich nur noch Luft. Ich atmete tief ein und ließ die Luft unter Krämpfen, die wegen ihrer Ergebnislosigkeit schmerzten, wieder hochkommen. Diese Leere tat am meisten weh. Wenn mein Magen noch etwas zu bieten gehabt hätte, wäre er liebend gern bereit gewesen, es von sich zu geben. Doch selbst als die Krämpfe nachließen, hörte er nicht auf, sondern drückte mit noch größerer Bosheit zu und bestrafte seinen Mangel, seine Leere, indem er noch stärker preßte.

Nach und nach ebbten die Wellen der Übelkeit ab und ließen einen passiven Brechreiz zurück, der nicht nur meinen Magen, sondern alles, selbst meine Füße und meine Kopfhaut, einzuschließen schien. Durch das Erbrechen schwollen meine Nebenhöhlen an und schmerzten. Doch da ich nichts von Nebenhöhlen wußte, konnte ich nur sagen, daß meine Nase weh tat. Dr. Woolf wirkte verwirrt, stellte aber keine Fragen. Jemand half mir in meine Kleider. Ich weiß nicht mehr, wie ich zum Wagen gekommen bin.

Der Himmel war so blau, daß er fast durchsichtig zu sein schien, und zog endlos vor dem Wagenfenster vorbei, während ich auf dem Rücksitz lag. Wir fuhren immer die gleiche Strecke von der Brücke auf den Parkway, vom Parkway ab, durch ein paar Straßen und dann unsere Auffahrt hoch. Obwohl es eine Fahrt von einer halben Stunde war, zählte ich von Anfang bis Ende nur neun richtige Kurven. Nicht daran gewöhnt, im Auto zu liegen, ohne die üblichen sichtbaren Orientierungspunkte, starrte ich in den Himmel und versuchte herauszufinden, wo wir waren. Jedesmal, wenn der Wagen in die Kurve ging, versuchte ich mir genau vorzustellen, wo wir einbogen: Ausfahrt 14, der Supermarkt, das Steinhaus an der Ecke, unser Haus. Irgendwo mußte ich mich geirrt haben. Ich dachte, wir wären noch wenigstens zwei Kurven entfernt, als ich plötzlich die Erhebung der Auffahrt spürte. Da wußte ich, daß ich mich vertan hatte. Aber es war das letzte Mal. Im Laufe der Jahre vervollkommnete ich die mentale Fahrt. Ich wußte sogar im Halbschlaf noch, wo wir waren, selbst wenn der Rhythmus durch das plötzliche Bedürfnis, mich in die Mixschüssel zu übergeben, die meine Mutter auf den Boden gestellt hatte, gestört wurde.

Als ich nach der allerersten chemotherapeutischen Behandlung nach Hause kam, ging es mir gar nicht so schlecht. Irgendwann im Laufe der Fahrt war der Brechreiz schwächer geworden; oder vielleicht konnte ich ihn auch nur besser kontrollieren. Mein Vater schlug vor, ich solle etwas essen, vielleicht ein bißchen Eis. Mir war schwindlig. Ich saß am Küchentisch und aß einige Löffel Eis, während meine Eltern mich erwartungsvoll anschauten.

»Es war gar nicht so schlimm, oder, Lucinda Mag?« fragte mein Vater.

Ich schüttelte den Kopf und zwang mich, mir eine weitere Mischung aus Vanille-, Schokolade- und Erdbeereis einzuverleiben. Sprechen erschien mir wie etwas, dessen man überdrüssig werden konnte.

Mein Magen rebellierte. Ich sprang auf und lief zur Spüle, wo ich das nunmehr flüssige, aber immer noch kalte Eis erbrach, das sogar auf seinem Weg durch die Speiseröhre nach oben beruhigend wirkte. Aus irgendeinem Grund begann ich zu weinen. Meine Mutter legte mir die Hand auf den Kopf und versuchte, mich zu beruhigen. Als sie es geschafft hatte, begann sie, mir zu erklären, daß kein Grund zum Weinen bestünde; daß alles gut werden würde; daß ich nicht zu weinen brauchte.

Wie konnte sie auch wissen, daß ich mir ihre Worte so zu Herzen nehmen würde? Sie sagte mir, wie enttäuscht sie sei, daß ich geweint hätte, noch bevor Dr. Woolf die Spritze angesetzt habe; daß ich nur aus Angst geweint hätte, daß ich keine Angst haben solle und alles gut werden würde. Etwas anderes war es, danach zu weinen, denn sie wußte, daß es weh tat. Aber warum hatte ich vorher geweint? Ich sei doch früher immer so tapfer gewesen.

Ich schaute aus dem Küchenfenster, das sich über der Spüle befand, in die ich mich gerade erbrochen hatte. Schößlinge der Graslilie nahmen den größten Teil davon ein. Ihre braunen, wirren Wurzeln füllten eine Ansammlung von Trinkgläsern, die, gemeinsam mit einer Kollektion kleiner Keramikhäuser, auf der Fensterbank standen. Geschenke und Erinnerungen, die sich im Laufe der Zeit angesammelt hatten. Direkt vor dem Fenster präsentierten überwucherte und vernachlässigte Tannen ihr eigenes verwirrendes Bild und verhinderten jede klare Sicht auf den vorderen Rasen oder die Straße.

Manchmal nehmen uns gerade die kürzesten Augenblicke gefangen; zwingen uns dazu, sie in uns aufzunehmen, und fordern von uns, daß wir den Rest unseres Lebens an sie denken. Was wollte meine Mutter mir sagen? Ein Teil von mir wußte damals und weiß es auch heute, daß sie Angst um mich hatte. Wenn sie mich irgendwie davon überzeugen könnte, daß ich keine Angst mehr haben müßte, könnten wir uns unter die Fittiche der Binsenweisheit begeben, mit der sie aufgewachsen war: Man muß nur die Furcht selbst fürchten. Meine Mutter wußte nicht, wie sie das besiegen sollte, vor dem ich mich fürchtete, noch konnte sie mir sagen, wie ich es anstellen sollte. Statt dessen bot sie mir aus ihrer Angst heraus ihre eigene Philosophie an, was in diesem Fall bedeutete, daß ich die Angst besiegen sollte, indem ich nicht weinte. Ein Satz, ein flüchtiger Gedanke, den sie wahrscheinlich nicht so meinte. Aber für mich, die ich alles getan hätte, um diesem Schmerz zu entkommen, war diese Bemerkung, an die sie sich nicht einmal mehr erinnerte, ein Satz, den ich niemals vergessen sollte. Als ich die

Treppe zu meinem Zimmer hochging, entschloß ich mich, nie wieder zu weinen.

Ich schaltete die Schlafzimmerlampe nicht an, sondern ließ nur den Fernseher laufen, der die Wände mit ständig wechselnden Farben bestrich. Ungefähr jede Stunde überkam mich das dringende Bedürfnis, mich vornüberzubeugen und der Mixschüssel auf dem Boden meinen Tribut zu zollen. Ich trank ständig Wasser, um etwas zu haben, das ich von mir geben konnte. Sobald das Erbrechen vorbei war, fühlte ich mich etwas besser. Der intensive, noch vor wenigen Augenblicken so unerträgliche Brechreiz war plötzlich erträglich. Er stellte sich als eine Täuschung heraus, etwas, von dem ich irrtümlich angenommen hatte, ich könne es keinen Augenblick länger ertragen. Ich legte mich zurück, energiegeladen und erschöpft zugleich. Im Laufe der nächsten Stunde kehrte das Gefühl der Unerträglichkeit nach und nach zurück, raffiniert und heimtückisch, bis ich mich wieder aufsetzen und über die Bettseite beugen mußte, an der die vertraute Schüssel stand. So ging es die ganze Nacht über.

Am zweiten Tag war es schon besser. Die Zeitabstände zwischen Brechreiz und Erleichterung wurden nach und nach größer. Ich mußte mich jetzt nur noch alle vier, dann alle sechs Stunden und danach nur noch dreimal im Laufe der Nacht übergeben. Am dritten Tag kam der Umbruch. Ich konnte wirklich etwas essen, etwas so harmloses wie Tapioka. Ich hatte rasch gelernt, Essen nicht danach zu beurteilen, wie es schmeckte, wenn ich es aß, sondern wie es schmeckte, wenn ich es erbrach. Die Liste wurde von Vanillepudding angeführt, obwohl er eine recht unglückliche Farbe annahm, weshalb ich mich aus rein ästhetischen Gründen für Schokoladenpudding entschied. Ich versuchte, ihn so lange wie möglich unten zu halten, damit ich das meiste, falls möglich, bereits verdaut hatte, bevor mein Magen erneut rebellierte.

Irgendwann im Laufe des späten Nachmittags ging es mir dann

besser. Zuerst nur für einen Moment, einen kurzen Augenblick. Aber dieser kurze Augenblick sagte mir, daß ich auf dem Weg der Besserung war; daß es ein Ende haben würde. Ich setzte mich im Bett auf und spürte, wie mein Körper mich trug. Ein weiterer Augenblick verstrich, und ich fühlte mich wieder krank, mein Kopf begann zu pochen. Aber eine Stunde, vielleicht zwei Stunden später kehrte das Gefühl zurück und hielt ein paar Atemzüge länger an, bevor es mich wieder verließ, worauf wiederum eine Übelkeitsperiode folgte, die nur ein paar Sekunden kürzer war. Und so ging es den ganzen Abend weiter. Als ich am vierten Tag aufwachte, fühlte ich mich nur noch ein wenig schwach, ein bißchen erschöpft, aber ansonsten großartig. Es war jenes zuversichtliche, tröstliche Gefühl, das einen nach einer großen körperlichen Leistung überkommt. Ich hatte den Kanal durchschwommen, die Eigernordwand bestiegen.

Ich setzte mich auf und lauschte den Schritten meiner Mutter, dem Klicken, das die Krallen des Hundes auf den Fliesen verursachten. Ein Baum verdunkelte mein Fenster und warf hier und da Licht auf die schmutzige Scheibe. Ich verstand nicht, wie ich das reine Entzücken, das diesen Dingen innewohnte, so lange hatte übersehen können; begriff nicht, wie die komplizierte Botschaft ihrer Einfachheit mir bis zu diesem Augenblick hatte entgehen können. Dieses gewichtslose Jetzt, diese Ekstase hielt manchmal den ganzen Tag vor, wenigstens bis zum Nachmittag, wenn es wieder an der Zeit war, wegen der Strahlenbehandlung, die, wie ich bereits sagte, gar nicht übel schien, wirklich nicht, ins Krankenhaus zurückzukehren.

Der fünfte Tag war Dienstag, mein Lieblingstag. Zwar nicht vollkommen gesund, dennoch von der Last der Schule befreit, hatte ich Muße, im ruhigen Haus umherzuwandern, intime Freundschaften mit den Katzen und Hunden zu schließen, die mich vorurteilslos betrachteten, als ich ihnen im Wohnzimmer nachspürte, verschlafen dem unerbittlichen Sonnenbogen folgte. Am Dienstag lag der Freitag noch in weiter Ferne. Dienstag war ein Tag ohne Zukunft, ohne Gedanken, ohne Angst.

Das Haus selbst bemutterte mich. Alle waren fort, entweder zur Schule oder bei der Arbeit. Manchmal dachte ich, mein Lauschen würde der Uhr oder dem Heißwasserboiler, den Katzen, die über ihrem Fressen knurrten, eine neue Bedeutung verleihen; für sie und für mich ein neues Zuhause erschaffen. Das leere Haus war so anders als das volle.

Bei so vielen Brüdern und Schwestern hatte ich bislang keine Gelegenheit gehabt, ganz für mich allein zu sein. Ich liebte es, mich wegen des schieren Vergnügens, sie zu riechen, im Wandschrank meiner Mutter zu verstecken, wobei mir klar war, wie wütend sie sein würde, wenn sie gewußt hätte, daß ich in ihre Privatsphäre eingedrungen war. Ich verwandelte mich in einen Schnüffler, durchsuchte Schubladen und hielt nach Dingen Ausschau, die mir einen Hinweis darauf gaben, wie andere Menschen lebten. Ich lag gerne auf dem Bett meiner Schwester, schaute aus ihrem Fenster und dachte bei mir: »Also das sieht sie, wenn sie morgens aufwacht.« Wie wäre es, jemand anderer zu sein? Ich betrat das dunkle, unordentliche Schlafzimmer meines Vaters, sah die Zettel, die herumliegenden Krawatten, die schmutzigen Tassen als Zeichen dafür, wie wenig ihn seine private Umgebung berührte, wie wenig sie, umgekehrt, mich berührte. Alles schien mir so ziellos, so zufällig zu sein. Im Zimmer meines Bruders fand ich Magazine mit Bildern von nackten Frauen, die mich aus Gründen faszinierten, die ich nicht bestimmen konnte. Sein Zimmer empfand ich als das fremdeste von allen. Selbst wenn ich mich auf sein Bett legte und sah, was er sah, wußte ich, daß ich ihm nicht einmal nahe war.

Die langen, elliptischen Vormittage, in denen ich anderer Leute Privatsphäre störte, während ich allein zu Hause war, schienen sich endlos hinzuziehen. Doch dann hörte ich den Wagen in der Auffahrt und wußte, daß es wieder an der Zeit war, in die Stadt zu fahren. Ich freute mich auf die Fahrt, es sei denn, es war Freitag, zählte die Ratten, die am Rand des Highways gelassen ihr Gras fraßen, anscheinend ohne sich der Gefahr bewußt zu sein, die nur wenige Zentimeter von ihnen entfernt lauerte. Ich stellte mir vor, wie ich auf einem großen, schwarzglänzenden Pferd, dessen sinnliche Mähne mein Gesicht berührte, am Straßenrand entlanggaloppierte; der Rhythmus seiner Hufe war eine hypnotische Lektion darin, wie man einen Ort erreicht, der vollkommen anders ist.

Doch der Freitag, oder D-Day, wie wir ihn getauft hatten, rückte unaufhaltsam näher. Am Mittwoch war die Angst noch um Armeslänge entfernt, doch sie war da, lauerte hinter der nächsten Ecke. Und ich wußte es. Donnerstag war es kaum auszuhalten. Freitag morgens wachte ich so früh wie immer auf, hatte jedoch keine Lust, aus dem Bett zu steigen. Ich hatte noch nicht einmal Lust, mit meinen besten Freunden, den Hunden, auf dem Boden zu liegen, die, wie ich mir einbildete, wußten, was ich litt, und mir nicht zufällig, sondern bewußt und voller Mitgefühl mit ihren feuchten Zungen das Gesicht ableckten.

Die zweite Chemo-Woche war schlimmer, denn jetzt wußte ich, was mich erwartete. Das bewirkte bei mir eine seltsame Umkehr der Angst. Ich hatte bereits begriffen, daß bei den meisten Schmerzformen die Angst des Nichtwissens mehr Qualen verursacht als die Sache selbst. Doch bei der Chemo war es anders. Die Chemotherapie war ein Schreckgespenst. Aber keine dunkle Gestalt, die drohend im Schatten aufragte, sondern ein Gespenst, das sich mir bereits gezeigt hatte. Es wußte, daß ich wußte, ihm nicht entkommen zu können. Es ließ sich mit der Verfolgung Zeit. Mehr brauchte ich nicht über das Schicksal zu wissen.

Wir machten erneut die ganze Prozedur durch: das endlose Warten, Dr. Woolfs lange Telefonate, seine groben Hände auf meinem Körper. Ich versuchte, nicht auf die Spritzen neben mir zu achten. Doch wenn ich aus dem Fenster schaute, schob sich Dr. Woolf, gewöhnlich mit einer Spritze, die er in die Luft hielt, vor mich und nahm mir die Sicht. Wenn ich zu Boden schaute, brachte ich es irgendwie fertig, zur gleichen Zeit auf den gleichen Fleck zu schauen, zu dem Dr. Woolf etwas Spritzenflüssigkeit sendete, um die Luftblasen zu entfernen. Ein ansonsten anmutiger und dünner Bogen Flüssigkeit landete direkt auf der Fliese, auf die ich mich konzentrierte. Ich nahm es als einen Hinweis, mit Weinen anzufangen, was ich denn auch tat. Ich schämte mich und konnte meiner Mutter nicht in die Augen schauen, die mir sagte, ich solle nicht weinen, ich solle die Tränen zurückhalten. Die Staubinde wurde umgelegt, und alles begann wieder von vorn, genauso wie beim letzten Mal. Außer daß ich mich diesmal nach der Rückkehr sofort ins Bett legte. Ich versuchte nicht einmal, mich hinzusetzen oder so etwas Absurdes wie Eis zu essen. Ich merkte, daß meine Mutter von mir enttäuscht war. Das letzte Mal war ich doch auch nicht sofort ins Bett gegangen. Warum jetzt? Sie kam in mein Zimmer und setzte sich auf die Bettkante. Sie sah müde, aber wunderschön aus. Für mich sah sie immer wunderschön aus mit ihrem tadellosen Make-up, den roten Lippen, dem Hauch Puder und dem unverkennbaren, süßen Duft ihres Parfüms.

»Du darfst nicht zulassen, daß dich das runterzieht. Ich weiß, es ist schwer, aber du darfst dich deswegen nicht hängenlassen. Gib nicht auf. Letztes Mal warst du gar nicht so schlecht, also vergewissere dich, ob das, was du spürst, nicht nur in deinem Kopf ist.«

Sie blieb noch einen Moment sitzen und schaute mich traurig an, bevor sie fragte, ob sie noch etwas für mich tun könne. Als ich verneinte, stand sie auf und ließ mich mit dem Fernseher allein. Mein Vater hatte einen Summer installiert, der zur Küche führte. Falls ich etwas benötigte, brauchte ich nur zu drücken. In den ersten Wochen drückte ich jedesmal, wenn ich mich übergeben mußte. Aber im Laufe der Zeit, als ich, wie ich meinte, nicht genug erbrechen konnte, um sie zu belästigen, ließ ich das Erbrochene in der Schüssel, selbst wenn es schrecklich stank, und drückte erst auf den Summer, wenn die Schüssel voll war. Ich lag in meinem Zimmer wie jemand, der – nachts allein in einem dunklen Wald – undeutlich spüren mag, wie etwas Großes in der Nähe atmet, und fühlt, wie der Blick von etwas unergründlich Düsterem auf ihn fällt.

Mein Vater kaufte mir Spielzeug. Nicht, weil er auch nur eine Sekunde lang angenommen hatte, es würde mich für alles entschädigen, was ich durchmachte, sondern weil es das einzige war, was auch nur im entferntesten an eine liebevolle Geste gemahnte. Mehr brachte er nicht zustande. Er hatte auch nicht den Mut, mich ins Krankenhaus zu fahren, und nur wenn meine Mutter krank oder anderweitig beschäftigt war, was selten vorkam, fuhr er mich zur Chemotherapie. Sein Rhythmus unterschied sich gänzlich von dem meiner Mutter. Wir verspäteten uns regelmäßig, was zur Folge hatte, daß wir nicht so lange zu warten brauchten, obwohl es ihm nichts auszumachen schien, auf mich zu warten, solange er seine Zeitung lesen konnte. Wenn mein Name aufgerufen wurde, begleitete er mich ins Büro und begrüßte Dr. Woolf. Doch sobald man mich bat, meine Kleider abzulegen, sagte er zu mir: »So, ich geh jetzt zum Wagen.« Vielleicht ging er unter anderem deshalb, weil es ihm peinlich war, seine Tochter halbnackt zu sehen; aber tief in mir wußte ich, daß er nicht sehen wollte, wie ich litt.

Er klingelte mit dem Schlüsselbund, genauso wie er es bei den Hunden machte, die dabei vor Aufregung fast einen Herzinfarkt bekamen. Dann lächelte er und verkündete: »Ich stehe direkt hinter dem Krankenhaus«, und fuhr erklärend fort: »Dann brauchst du hinterher nicht so weit zu gehen. Ich laß den Wagen vor der Tür stehen und hol dich ab.«

Ich schaute ihm erleichtert nach, denn seine Verlegenheit und seine Ungeschicklichkeit bereiteten mir genausoviel Qualen wie ihm. In diesen Augenblicken gab es keinen Vorwurf, kein Bedauern, keine Anschuldigung, nicht einmal Verzweiflung. All das kam erst später, als ich lernte, die Vergangenheit zu prüfen und zu beurteilen.

Aber damals empfand ich sein Fortgehen als positiv. Das Wissen darum, daß mein Vater seine eigene Lasten, seine eigenen Fehler hatte, erlaubte mir, mit dem weiterzumachen, was ansonsten unerträglich gewesen wäre. Heute, als Erwachsene, frage ich mich, wie er mich damals hatte allein lassen können; doch als Kind kannte ich die Antwort darauf. Ich wußte, daß ich, sobald er aus dem Zimmer war, so reagieren konnte, wie *ich* wollte. Während mein Vater nervös Bobby Shermans *Julie, Julie, do you love me* pfiff, ein Pfeifen, das immer leiser wurde, während er den Flur hinabging, wandte sich Dr. Woolf mit seiner Staubinde zu mir. Ich drehte mich ihm mit meinem unbehinderten Kummer zu.

Diese Augenblicke der Wahrheit mit meinem Vater waren nur kurz. Sie wurden barmherzigerweise durch ein Gefühl der Ruhe und Erleichterung ersetzt. Bei meiner Mutter war es schwerer, dieses Gefühl der Transzendenz beizubehalten. Sie blieb im Zimmer und bestand immer noch darauf, daß ich nicht weinen solle, obwohl ich wiederholt versagt hatte. Aber ich kann mich daran erinnern, daß sie an einem Sommertag neben mir kniete. Es muß Sommer gewesen sein, denn uns allen war heiß, und wir hatten rote Gesichter. Die Spritze steckte in meinem Arm, und ich spürte die ersten Hitzewallungen in meinem Magen. Ich konnte ihr Parfüm riechen; es duftete wegen der Hitze intensiver als sonst. »Nicht weinen«, flüsterte sie, als sei es ein Geheimnis, das nur wir beide miteinander teilten. Dr. Woolfs Stimme tönte über unsere Köpfe hinweg, er sprach mit anderen, nicht mit uns. Vielleicht war ihre Stimme an diesem Tag anders, vielleicht lag es daran, daß in dieser Hitze alles leuchtete und vibrierte, denn zum ersten Mal seit langer Zeit blickte ich von der noch leeren Schüssel auf und in ihr Gesicht. Ihre Augen waren voller Tränen; Tränen, die niemals fallen würden; Tränen, nur wenige Zentimeter von meinen eigenen entfernt.

Plötzlich veränderte sich meine Weltsicht. Ich war nicht mehr der einzige Mensch auf der Welt, der litt. Ich hatte schon oft die anderen Kinder hinter den verschlossenen Türen in der Nähe von Dr. Woolfs Tür schreien gehört, also wäre es falsch, zu sagen, daß ich sie das erste Mal oder deutlicher hörte. Nein, mein Raum- und Selbstgefühl veränderte sich, dehnte sich aus, durch die Tür, den Flur entlang, während es gleichzeitig bei mir und meiner Mutter blieb, die zu meiner Überraschung nicht nur wegen mir, sondern auch mit mir litt.

Kein Augenblick ist genau wie der nächste. Nur weil mir auf dem Untersuchungstisch etwas Wichtiges klargeworden war, als ich in die blauen, rotgeränderten Augen meiner Mutter sah, heißt das noch lange nicht, daß ich mich nicht Sekunden später bereits wieder dafür haßte, geweint zu haben; nicht stark genug gewesen zu sein. Der wunderbar einfachen Offenbarung, die mein Vater mir in Dr. Woolfs Büro zuteil werden ließ, folgte die Trennung, folgten die Schritte, die über den Flur hallten und immer schwächer wurden. Und so war ich allein, um über das soeben Gelernte nachzudenken. Doch die Gegenwart meiner Mutter zwang mich dazu, gegenwärtig zu sein, ließ nicht zu, daß ich über das Erfahrene nachdachte. Der Trost, den ich aus dem Verständnis ihres Schmerzes zog, war flüchtig und heimtückisch. Flüchtig, weil das Wesen aller Augenblicke flüchtig ist; heimtückisch, weil ich – da ich bereits die Freiheit und Transzendenz meiner Epiphanie gekostet hatte – mir nichts sehnlicher wünschte, als wieder in diesem Zustand zurückzukehren. Ich verwechselte den Geisteszustand mit dem Trost, den er gewährte, so daß ich, als die nächste Injektion kam, die nächsten Tränen flossen, und es mir unmöglich war, nicht zu leiden, das Gefühl hatte, daß nur ich allein daran schuld sei. Ich spürte, daß ich auf irgendeine unbekannte, spirituelle Weise versagt hatte. Meiner Meinung nach bekam ich nicht das, was mir zustand: ich verdiente keinen Trost. Nachts träumte ich, daß die Kinder, auf die ich als Babysitterin aufpaßte, untergegangen seien und auf dem Boden des Pools lagen, an dessen Rand wir gestanden hatten. Obwohl ich es immer wieder versuchte, gelang es mir nie, genügend Luft einzuatmen, um den Boden zu erreichte, auf dem die Kinder mit dem Tod rangen. Ein unheimliches Licht strich über sie hinweg. Dann stiegen ihre Leichen an die Oberfläche, und ich mußte mit nassen Sachen zu ihren Eltern und ihnen mit flehentlich ausgestreckten Armen erklären, was geschehen war – daß ich mein Bestes versucht hatte, wirklich; aber daß es nicht gereicht hatte.

Kapitel 5

Das Leben
auf Erden

Neben der Garage befand sich eine kleine Grasinsel, umgeben von einem Meer aus Auffahrt-Asphalt auf der einen Seite. Auf der anderen Seite lag ein Weg aus Zement. Genau in der Mitte breitete eine dürre Tanne ihre Zweige aus, gerade hoch genug, um unter ihnen sitzen zu können, dort, wo die Erde dunkel war und süß roch. Nach Süden hin erstreckte sich, wenigstens in meiner Phantasie, eine Grasebene und nach Norden ein Dschungel aus grünem Moos, der um die Öffnung der Regenrinne wuchs. Das war mein Königreich. Es wurde von Plastiktieren aus dem Drugstore bewohnt. Dort verbrachten wir unser geschäftiges Leben.

Die Muskeln des Löwen, meines Lieblingstieres, wölbten sich unablässig unter seinem harten Plastikkörper. Er lebte in einer steinernen Höhle, die ich ihm in der Nähe der Regenrinne gebaut hatte. Jeden Morgen nahm ich ihn aus seinem frischen Grasbett, das ich ihm am Vorabend bereitet hatte, erkundete mit ihm die Insel und kontrollierte die anderen Tiere, die sicher in ihren Domizilen versteckt waren. Das Erdferkel war unter dem Baum verborgen, Steinbock und Giraffe standen an der Grenze zur Grasebene, das Zebra durchstreifte den Dschungel und die Ebene, der Schlange hatte ich die Felsen neben der Inselspitze zugewiesen. Da sie von einem anderen Hersteller stammte, paßte sie von der Größe und Farbe her nicht hundertprozentig zu den anderen Tieren, weshalb ich sie stets ein wenig linksliegen ließ. Die Tiere kamen nie ins Haus, sie blieben immer auf ihrer Insel, was, soweit es mich betraf, der authentischste Aspekt ihres Lebens war.

Wenn ich mich bei meiner Mutter darüber beschwerte, daß einer der Hunde nachts meine Giraffe oder das Zebra angeknabbert hätte, beharrte sie darauf, daß es an meiner mangelnden Fürsorge liege. Ich müsse halt besser aufpassen. Wie konnte ich ihr erklären, wie schwer es für mich war, nachts sicher in meinem Bett zu liegen und an die Tiere auf der Insel zu denken, die ihr Leben ungeachtet meiner Gegenwart lebten? Ich mochte besonders die stürmischen Nächte. Dann stellte ich mir vor, wie meine Tiere den Elementen trotzten, während Wind und Regen sie unbarmherzig beutelten. Jeden Morgen hatte ich das intensive Gefühl, daß ich die Tür zu einer anderen Welt öffnete, einer Welt, die sich in die wachsende Dunkelheit erstreckte, während ich ans Bett gefesselt war, zu krank, um aufzustehen. Meine Phantasiewelt dauerte an, unerschütterlich und sicher.

Wenn ich nicht auf meiner Insel war, ritt ich für den Expreßdienst, oder ich war ein Marsianer, zu einer Überwachungsmission auf die Erde gesandt. Ich war nur in Bruchteilen von Sekunden, den flüchtigsten Begegnungen, ich selbst; ein Fremder, der schnell und schweigend den Flur entlanggeht. Als Alien konnte ich mich immer und überall verwandeln. Manchmal war ich ein Mensch, doch ein Mensch aus einer so fernen Zukunft, daß ich nicht mehr wußte, was die alltäglichen Gegenstände der heutigen Zeit bedeuteten. Ein anderes Mal war ich ein Alien, das eine menschliche Form angenommen hatte und unbemerkt unter den Menschen meiner Rasse lebte, die mich als einen der Ihren betrachteten. Dann saß ich in Autos oder Wartezimmern und prüfte meine Umgebung sorgfältig und objektiv. Was bedeutete dieses Ritual an der Mautstation, was die unterschiedlichen Schuhtypen? Der einzige Trick dabei war, mich selbst, mein Wissen und meine Vorurteile zu vergessen.

Nur freitags war ich ganz ich selbst. An diesem Tag konnte ich dem Schmerz nicht entfliehen. Doch mit jeder weiteren Woche wurden die Besuche bei Dr. Woolf weniger schmerzhaft. Die Scham- und Schuldgefühle, die mich jeden Freitag überkamen, waren mit dem Gefühl des Versagens verbunden. Ich fühlte mich wie ein Versager, weil ich immer noch litt. Ein Gefühl, das immer unerträglicher wurde. Im Gegensatz dazu erschien der körperliche Aspekt der Behandlung erträglich. Wurde mein Körper mit dem Ansturm fertig, indem er den Fokus verschob und darauf beharrte, daß seine Last leichter wurde, wenn er meinem Verstand mehr als die gerecht geteilte Last aufbürdete? Was immer es auch war, es funktionierte. Ich konnte immer geschickter damit umgehen, mit meinem Schmerz fertig zu werden; wurde geschickter darin, mich seinen zahlreichen Beschwerden, seinen Forderungen nach Aufmerksamkeit zu stellen.

Wenn ich in meinem Bett lag und mich auf den Verlauf der Krämpfe konzentrierte, ihnen freien Zugang gewährte, wie einem Bären, der mich von Kopf bis Fuß beschnüffelte, begannen sie sich mit der Zeit zu langweilen. Schließlich spazierten sie davon und ließen mich erschöpft, aber lebendig zurück. Manche Schmerzen, wie der Schmerz, den eine Spritze oder eine frischoperierte Stelle verursacht, unterscheiden sich von den anderen: sie melden sich in aller Deutlichkeit. Oft versuchte ich, den Schmerz mit meinem übrigen Körper auszubalancieren; eine Form der Behandlung, bei der ich einen Teil meines Körpers isolierte. Dann lag ich da und lauschte den Körperteilen, die nicht schmerzten; bemühte mich, sie zu fühlen; wissend, daß ich normalerweise niemals einen Grund gehabt hätte, meinen Körper zu *fühlen* oder so vertraut mit ihm zu werden. Mir wurde vage bewußt, daß ich meinen Körper und die Welt nicht so erlebte wie die anderen Menschen. Stundenlang lag ich entweder in meinem eigenen oder im Krankenhausbett, ließ die Finger über die Wand oder die Seitenteile des Bettes vor und zurück gleiten. Ich unterhielt mich schweigend mit mir in der dritten Person, rationalisierte meine Lage, legte die Kernsätze meiner geheimen Philosophie fest und sagte mir gelegentlich sogar, daß ich glücklich sei; glücklich, weil ich die Chance hatte, diese Dinge zu verstehen. Manchmal war ich verzweifelt und konnte nirgends Trost finden, nichts schien zu helfen, und die bedrückende Vorstellung, in meinem Körper gefangen zu sein, machte es mir schwer, auch nur die Hand vom Laken zu heben. Dann wieder war ich mir meines Körpers voll bewußt. Jeder Atemzug stellte einen wichtigen Austausch mit der Umwelt dar. Jede Wahrnehmung auf meiner Haut war eine zärtliche Berührung einer Wirklichkeit, die so schön und geheimnisvoll war, daß ich mich manchmal dabei ertappte, wie ich vor Freude darüber, am Leben zu sein, buchstäblich quiekte.

Doch als sich der Schmerz auf meinen Kopf konzentrierte, fiel es mir sehr schwer, damit fertig zu werden. Es ist eine Sache, keine Notiz von seinem Arm oder Magen zu nehmen, aber seinen Kopf zu ignorieren ist nicht ganz so einfach. Die Strahlenbehandlung begann ihren Tribut zu fordern; an den Innenseiten meiner Wangen bildeten sich offene Wunden. Das erste Mal spürte ich sie, als ich eine Schüssel Tomatensuppe aß. Jeder Löffelvoll schmerzte, und da mich niemand darüber informiert hatte, daß Strahlenverbrennungen zu den erwarteten Nebenwirkungen gehörten, dachte ich, mit der Suppe sei etwas nicht in Ordnung. Nachdem ich mich vergewissert hatte, daß niemand hinschaute, trug ich die Schüssel vom Wohnzimmer, wo ich vor dem Fernseher gegessen hatte, ins Bad. Dort kippte ich die Suppe in die Toilette. Sie sank in scharlachroten, schleimig-zähen Wirbeln dem weißen Porzellan entgegen. Ich ließ sie einige Augenblicke lang dort ruhen, bevor ich die Spülung zog. Ich wollte meiner Mutter nichts davon sagen, weil ich fürchtete, sie könne denken, es sei wieder einer von meinen Tricks, um mich vor dem Essen zu drücken. Ich verlor rapide an Gewicht. Ich hatte das Gefühl, als sei jeder nur darauf erpicht, mich mit Essen vollzustopfen, Essen, das mich kaum interessierte.

Ich konnte nur mit großer Mühe etwas zu mir nehmen und wußte nicht, wie ich meiner Mutter oder der Krankenschwester erklären sollte, daß für mich schon so etwas Einfaches wie das Essen eines gekochten Eis ein heroisches Unterfangen darstellte.

So konnte ich der bereits recht langen Liste meiner Eßprobleme ein weiteres hinzufügen: ich hatte nicht nur Kau- und Schluckschwierigkeiten, mein Magen war nicht nur die Hälfte der Zeit in Aufruhr, nein, jetzt tat es richtig weh, sobald ich das Essen im Mund hatte. Und es wurde immer schlimmer. Im Laufe der Strahlenbehandlung wurde es so schlimm, daß ich nur noch die reizarmste Nahrung zu mir nehmen konnte. Obst kam gar nicht in Frage – Orangensaft verwandelte sich in meinem Mund in Batteriesäure. Alles Salzige oder auch nur vage Gewürzte wie Ketchup entzündete meine Zunge und die rohe, zarte Haut meiner Wangen. Ich lebte fast ausschließlich von Haferschleim, widerlichen Eiweißdrinks, die förmlich in mich hineingezwungen werden mußten, und zahllosen Schokoladencremerollen, eine willkommene Bestechung meiner Mutter, damit ich die Eiweißdrinks trank. Ich liebte es, ganze Schachteln von diesem ekelhaft süßen und fetten Zeug zu vertilgen, besonders vor Susie und Sarah, die beide ständig neue Diäten ausprobierten.

Nach jeder siebten Serie wöchentlicher Injektionen wurde ich zu einer fünftägigen Intensivbehandlung ins Krankenhaus überwiesen, auf meine geliebte Babys-10-Station. Ich freute mich jedesmal darauf: Die Ärzte installierten den Tropf, und die gelbe Flüssigkeit floß gemächlich und stetig in meinen Körper. Während dieser fünf Tage war ich nicht so krank wie in der Zeit der wöchentlichen Injektionen, bei denen mir eine konzentrierte Dosis verabreicht wurde. Doch selbst wenn ich mich krank fühlte – kein Problem. Ich übergab mich einfach in die Schüssel und legte mich dann wieder auf mein weißes Laken, in dem Bewußtsein, daß sich niemand dafür interessierte, ob ich mich übergab oder nicht, weinte oder nicht weinte. Ich fühlte mich frei und königlich. Auf der Station wurde ich als »reguläre Patientin« betrachtet. Ich kannte alle Schwestern, war mit den täglichen Routinen und dem Fachchinesisch vertraut und ertappte mich häufig dabei, wie ich den frischgebackenen Ärzten, die im Wechsel auf der Station erschienen, gewisse Dinge erklärte. Fernab jeglicher schulischer Verpflichtung und der häuslichen Spannungen betrachtete ich den Krankenhausaufenthalt als eine Art Ferien.

Selbst heute noch überkommt mich Sehnsucht, wenn ich an das Krankenhaus denke. Ein vages Verlangen, das mit fast jeder Lesart der Vergangenheit verknüpft ist, als würde allein der Kontext und nicht der Inhalt zählen. Ein Gefühl steigt in mir auf. Obwohl mir bewußt ist, daß ich oft Schmerzen hatte, erinnere ich mich, daß ich dort glücklich war, dort auf den steifgestärkten Laken, während sich das geschäftige Treiben der anderen genau vor meiner Tür abspielte.

Zu Hause war alles anders. Die langen, stillen Vormittage im Haus bereiteten mir ebenfalls Vergnügen, aber sobald die Stille durchbrochen wurde, sobald jemand durch die Vordertür trat, waren Spannung und Schamgefühl wieder da. Unfähig, mein Unglücklichsein als Folge der schwierigen und komplizierten Familienbeziehungen zu sehen, dachte ich, der Grund läge bei mir; ich sei irgendwie dafür verantwortlich. Wenn ich meine immer stärker werdende Depression nicht überwinden konnte, dann verdiente ich sie. Wie ungerecht von mir, sie anderen aufzuerlegen – besonders meiner Mutter.

Ich war bereit, alles zu tun, um nicht mehr zur wöchentlichen Chemotherapie gehen zu müssen. Es gab nur eine Möglichkeit, davon befreit zu werden: man mußte so krank sein, daß man sie nicht durchhielt. Ein Thermometer an die Birne zu halten oder andere Grundschultricks kamen nicht in Frage. Ich mußte richtig krank sein und einen meßbar höheren Anteil weißer Blutkörperchen im Blut haben, den Beweis für eine Infektion.

Meine erste Erfahrung mit der selbstverursachten Krankheit machte ich eher zufällig und unschuldig. Es war zu Beginn des Winters. Alle schliefen, außer meinem Vater, der wieder einmal bis in die Nacht hinein arbeitete. Eisregen ging über dem Bundesstaat nieder. In den Nachrichten wurden Warnungen durchgegeben, nicht ins Auto zu steigen. Man solle es möglichst lassen, falls es sich vermeiden ließ. Die Temperaturen lagen um null Grad. Der lokale Fernsehsender zeigte eine Karte von New York. Über den Wattewolken schwebten Wolken, die blaue Regentropfen weinten, die mit weißen Hagelkreisen vermischt waren. Das Bild erinnerte an die Sprechblasen über den Comicgestalten. Es sah aus, als würde der Staat New York über Eisregen nachdenken. Und es war Donnerstag.

Ich lag im Bett und dachte an meine Insel. Plötzlich überkam mich das Verlangen, nach draußen zu gehen und meine sturmumtosten Tiere zu sehen und zuzuschauen, wie sie den Elementen trotzten. Ich dachte an die Kühe, die ich vom Wagen aus gesehen hatte; Kühe, die unerschütterlich ihren Platz behaupteten, zitternd, die schwarze Zeichnung ihres Fells glänzend naß. Ihnen entströmte schwacher Dampf. Ich stieg aus dem Bett und zog mein langes Flanellnachthemd herunter, das sich im Bett um meine Taille gelegt hatte. Ohne mir die Mühe zu machen, Schuhe anzuziehen, ging ich zur Garagentür und schlüpfte so geräuschlos wie möglich nach draußen, wobei ich mich bemühte, die Hunde nicht zu wecken. Ich spürte, wie die Kälte meine Beine hochkroch.

Meinen Tieren ging es gut. Sie standen genau dort, wo ich sie hingestellt hatte. Ich war enttäuscht, daß der Regen nur auf ihre Körper einschlug, statt von ihnen in dunklen, glänzenden Streifen absorbiert zu werden, wie es bei einem echten Fell der Fall gewesen wäre. Während ich zitternd nur wenige Schritte von der Hintertür entfernt stand, kam mir eine Idee. Ich würde mich bestimmt erkälten, wenn ich noch länger draußen bliebe. Ich war dabei, krank zu werden; möglicherweise krank genug, um die Zahl meiner weißen Blutkörperchen zu erhöhen. Es schien der perfekte Plan zu sein. Ich fand eine Stelle, die nicht vom Haus her einsehbar war, und legte mich in das kalte, nasse Gras. Ich versuchte, in den schwarzen und kalkfarbenen Himmel zu schauen, aber der Regen strömte mir in die Augen und zwang mich, sie zu schließen. Wie lang würde ich hier draußen bleiben müssen? Was sollte ich mit meinem nassen Nachthemd anfangen? Wäre es, wenn ich es über die Heizung hängte, trocken, bevor meine Mutter es morgen früh entdeckte? Die Kälte begann zu schmerzen. Meine Zähne klapperten. Hieße es, wenn ich nicht lange genug hier draußen bleiben konnte, wenn mich die unwirtliche Kälte ins Haus trieb, bevor ich ernsthaft krank werden konnte, daß ich sogar darin ein Versager war?

Mein Nachthemd saugte sich voll Wasser und wurde fast durchsichtig. Ich konnte meine winzigen Brustwarzen sehen, rosafarben und hart. Darunter zeichneten sich deutlich die Rippen ab. Ich blieb im Gras liegen, bis ich es nicht mehr aushielt und meine Finger steif und geschwollen waren. Wieder in meinem Zimmer, zog ich mein Nachthemd aus und legte es über einen Stuhl. Falls meine Mutter es entdeckte, würde ich sagen, ich hätte mich darauf übergeben und es anschließend im Waschbecken gewaschen. Es war eine wahre Lust, wieder im warmen Bett zu liegen. Die Laken saugten das Wasser von meiner Haut auf. Ich schlief augenblicklich ein, was nur selten vorkam.

Am nächsten Morgen fühlte ich mich ausgezeichnet. Ich wachte auf, sah das Nachthemd noch über dem Stuhl hängen und erinnerte mich. Ich atmete tief ein, in der Erwartung, ein leichtes Rasseln in den Lungen zu hören, aber es tat sich nichts; nicht der leiseste Hinweis auf eine Erkältung. Ich setzte mich auf und versuchte abzuschätzen, wie es mir ging. Hatte ich Fieber, eine entzündete Kehle, fühlte ich mich schwach? Nein. Ich fühlte mich ausgezeichnet. Ich war noch nicht einmal müde. Tatsächlich fühlte ich mich besser als die ganze vergangene Woche, was mir als der grausamste Witz erschien. Es war Freitag, und in nur zwölf Stunden würde ich wieder in diesem Bett liegen und mich übergeben.

Ich dachte über verschiedene Möglichkeiten nach, krank zu werden. Ich trank Spülmittel. Doch das hatte nur zur Folge, daß ich mich krank fühlte, ohne richtig krank zu sein. Ich war zu ängstlich, um eines jener Gifte auszuprobieren, die unter der Spüle standen, denn ich hatte im Krankenhaus zwei Jungen kennengelernt, die weder Lippen, Zungen noch Kehlen besaßen, weil sie Sachen getrunken hatten, die sie unter der Spüle entdeckt hatten. Roy, der Junge, mit dem ich befreundet war, hatte einen Nährschlauch in der Nase stecken, den er wie einen Elefantenrüssel schwang. Charlie, der andere mundlose Junge, war jünger als Roy und sah einen immer so gemein an. Jedesmal, wenn ich wieder auf die Station kam, überprüfte ich die Anwesenheitsliste in der Hoffnung, daß er nicht mehr aufgeführt war.

Mein Lieblingsprojekt war das Wasserinhalieren. Einmal hatte ich etwas vom Erbrochenen eingeatmet, worauf meine Lungen augenblicklich mit einer Lungenentzündung reagierten. Leider bekam ich sie am Ende eines Behandlungszyklus, kurz vor Weihnachten, als ich sowieso freibekommen sollte. Wenn es mir gelänge, ein wenig Flüssigkeit in meine Lungen zu bekommen, hätte ich es geschafft. Ich ließ Wasser in die Wanne laufen, legte mich hinein und ließ den Kopf unter Wasser sinken, nachdem ich bis drei gezählt hatte. Atme, sagte ich mir, atme. Ich betrachtete es als einen Kampf mit meinem Willen; als Test, ob ich es fertigbrächte, mich dazu zu zwingen. Für gewöhnlich blieb ich liegen, bis ich keine Luft mehr bekam, um dann wieder aufzutauchen und nach Luft zu schnappen, um erneut unterzutauchen, während ich mir beständig sagte, daß ich es diesmal tun würde. Wenn ich mich schließlich, nach zahllosen Versuchen, dazu durchgerungen hatte, unter Wasser den Mund zu öffnen, fuhr mein Körper automatisch in die Höhe, und ich spuckte nur noch Wasser. Einen Augenblick lang war mein Mund, vielleicht sogar meine Kehle, voll Wasser gewesen, doch ein Hustenanfall, der sich nicht unterdrücken ließ, verhinderte, daß es in die Lungen gelangte. Um mich herum wogten die Wellen, schwappten über den Wannenrand. Später dann hingen die weißen Handtücher, mit denen ich das Wasser vom Boden aufgewischt hatte, wie Kapitulationsflaggen über der Wanne.

Aber ich wurde noch rigoroser, experimentierte mit rostigen Nägeln, die ich auf der Straße fand und mit denen ich versuchte, mir die Arme aufzukratzen. Einen Fall von Tetanus, eine Kiefersperre, wie man sie anfangs bei mir vermutet hatte, zog ich immer noch einer Chemotherapie vor. Ich erinnere mich, wie ich eines Nachmittags im Schein der Sommersonne auf den Steinstufen hinterm Haus gesessen habe. Ich lauschte dem Gebrüll der Nachbarskinder, die kaum noch mit mir spielten. Ich versuchte, mir mit dem Deckel einer schmutzigen Blechdose die Haut aufzukratzen. Und wieder hielt mich etwas zurück; ich kratzte nie stark genug. Ich stieß niemals durch die Haut, nie floß Blut. Stets hielt mich irgend etwas zurück. Ich glaube, es war Feigheit.

Dann trudelten Briefe aus dem ganzen Land ein. Irgendwo und irgendwie hatte mein Name Eingang in eine katholische Gebetsliste gefunden. Alle Briefbögen waren farbig und unweigerlich mit Blumen, Katzen und komplizierten Motiven gesäumt. Die Botschaften selbst waren normalerweise nur kurz und mit runder, langgezogener Schrift geschrieben. Alle Absender versicherten mir, daß Jesus mich liebe und daß er mir, wenn ich ihn liebte, einen Teil meiner Last abnehmen würde. Eine Frau schickte mir ein Foto, das sie von ihrem Küchenfenster aus gemacht hatte. Es zeigte einen verschneiten Garten mit einem von Spatzen umlagerten Vogelhäuschen. Sie schrieb: »Wenn ich traurig bin, schaue ich mir meine Vögel an und bin glücklich.« Alle Briefschreiber taten ähnliche Gedanken kund, rieten mir, an schöne Dinge zu denken, an

Kätzchen oder an Dinge, die ich gern essen würde. Meine Familie hatte ihren Spaß an diesen Briefen. Wir machten uns über sie lustig, lachten zynisch über die Naivität, die grenzenlose Schlichtheit der Schreiber. Jeder Brief versprach ein Gebet für mich.

Ich lachte mit meinen Brüdern und Schwestern, aber ein Teil von mir sehnte sich nach der Welt, der diese Briefe entstammten, so wie ich mich nach der im Fernsehen gezeigten Welt sehnte, nach der Welt von *Father Knows Best* und *The Brady Bunch*. Ich war von diesen Sendungen fasziniert und stellte mir vor, was geschehen würde, wenn eines dieser Fernsehkinder Krebs bekäme. Man würde über alles reden, mit allem fertig werden. Keiner würde je die Geduld verlieren, niemand unbemerkt verschwinden.

Mit den Briefen kamen auch Broschüren, christliche Schriften, die hauptsächlich auf Kinder zugeschnitten waren. Sie erzählten Geschichten von einem geheimnisvollen Fremden, der vor den Türen geplagter Familien erschien; ein freundlich aussehender Fremder, von dem ein besonderes Leuchten ausging; ein Fremder mit glänzenden Augen. Die schwierigen Aufgaben, die dieser Fremde löste, waren von Ruhe und Gerechtigkeit durchdrungen, ob er nun bei einem Streit der Eltern vermittelte oder einem Kranken half. Er glühte buchstäblich vor Liebe, Frieden und Verständnis. Dieses Glühen war so greifbar wie eine physische Gestalt, und alle, die ihn trafen, kamen nicht umhin, davon Notiz zu nehmen. Nach ein paar Tagen verließ er die Familie, aber nicht, ohne ihr gezeigt zu haben, wie auch sie glücklich und friedvoll sein konnte, wenn sie nur Gott in ihr Leben ließ.

Dort, in der Abgeschiedenheit meines Zimmers, kam ich zu dem Schluß, daß ich dieses Licht, diesen Frieden und dieses Glühen wollte. Die Geschichten endeten in jeder Broschüre gleich: der Fremde ließ immer eine nachdenkliche und zur Veränderung bereite Familie zurück. Ich wollte stets weiterblättern, wollte wissen, was die geplagte Familie nun wirklich tun mußte, damit sie glauben konnte. Man hatte mich am Haken: Ich wollte, daß Jesus mir half und mich gut, stark und rein machte, denn ich war sicher, daß ich all diese Eigenschaften nicht besaß. Aber wie sollte ich das anstellen?

Früher oder später enden wir alle am selben Punkt. Fern von meiner Familie und der gemeinsam geteilten Verachtung für die Briefe und die verallgemeinernde Sentimentalität, von der sie zeugten, setzte ich mich in meinem Schlafzimmer auf den blauen Teppich und bat: »Wenn es dich gibt, Gott, beweise es mir.«

Was hatte ich erwartet? Eine Stimme, eine hörbare, eine physikalische Bestätigung? Ich schaute auf den Teppich, in der vagen Erwartung, daß er seine Farbe ändern würde. Vielleicht ein plötzliches Licht? Ich schaute hoch. Ich wußte, daß ich nur halbherzig eine Antwort erwartete. Hinderte mein halbherziger Glaube Gott daran, mit mir zu sprechen? Mußte ich nicht mit jeder Faser meines Herzens an ihn glauben? Oder bedeutete all das nur, daß es keine Antwort gab? Ich umschlang meine Beine und schaukelte auf den Fersen vor und zurück. Ich konnte den Gedanken nicht ertragen, daß ich unrecht hatte, daß alles, was ich durchmachte, in Wirklichkeit nichts bedeutete. Ich streckte den Arm aus, beugte ihn, machte eine Faust und öffnete sie. Meine Fingerspitzen waren wegen der ständigen Bluttests mit kleinen schwarzen Flecken übersät. Ich beschloß, trotz einer fehlenden Antwort zu glauben. Konnte ich meine Würdigkeit beweisen, indem ich die Frage wiederholt stellte, selbst hier, in dieser bedrückenden, schmerzlichen Stille? Ich war auch sicher, daß ich meiner Mutter meine Liebe und Liebenswürdigkeit beweisen konnte, indem ich ihr zeigte, daß ich es »schaffen« könnte. Ich nahm an, auch Gott wollte, daß ich es immer wieder versuchte, so schwierig es auch sein mochte. Mein Ziel und die Belohnung, die ich mir davon versprach, waren, das Ganze zu verstehen.

Das Leben zu Hause wurde noch schwieriger, als mein Vater seine Arbeit bei *ABC* verlor, wo er in der Nachrichtenabteilung gearbeitet hatte. Der Verlust des Arbeitsplatzes war mit dem Verlust der Krankenversicherung verbunden. Da meine Mutter berufstätig war, wurde ein Teil der Kosten zum Glück von ihrer Versicherung übernommen. Aber wir mußten den Gürtel enger schnallen. Die Anspannung wuchs. Tagsüber mußten Anrufe getätigt, Briefe geschrieben und endlose Formulare ausgefüllt werden; abends gab es Auseinandersetzungen wegen des Geldes. Als die Kosten für die Medikamente noch von der Versicherung meines Vaters getragen wurden, hatte die Krankenhausapotheke sie direkt in die richtige Abteilung geschickt. Jetzt mußten wir sie selbst abholen und das Geld vorstrecken. Was zu meinem Schrecken bedeutete, daß sie zu Hause im Kühlschrank aufbewahrt wurden. Jedesmal, wenn ich die Kühlschranktür öffnete, waren sie da: eine Reihe gedrungener, im Butterfach aufgereihter Glasfläschchen. Wenn ich sah, wie sich das kalte Licht auf ihnen spiegelte, drehte sich mir der Magen um.

Aus einem unerklärlichen Grunde bezahlte die neue Versicherung, die ansonsten so unzulänglich war, die tägliche Krankenwagenfahrt zum Krankenhaus. Die Vorstellung entzückte mich. Aber als der Krankenwagen dann wirklich vor dem Haus hielt, ging ich unsicher und verlegen über den Rasen. Einige Nachbarn waren aus ihren Häusern geeilt, um zu sehen, was los war. Sie hatten einen Kreis gebildet und harrten der Dinge, die da kommen sollten. »Eigentlich bin ich gar nicht so krank«, hätte ich ihnen am liebsten zugerufen, »das hier ist alles nur ein Riesenspaß, versteht ihr?« Obwohl ich wußte, daß ich an Gewicht verloren hatte und etwas blaß aussah, betrachtete ich mich nicht als ernstlich krank. Ich hatte zwar wegen dem, was ich durchgemacht hatte, das Gefühl, von den anderen isoliert zu sein, aber mir war nie in den Sinn gekommen, daß man mich wirklich bemitleiden könnte. Die Vorstellung erschreckte mich.

Doch obwohl mich die Vorstellung, als bemitleidenswert betrachtet zu werden, erschreckte, war mir auch bewußt, daß ich eine gewisse Macht besaß. Wenigstens nahm man von mir Notiz. Wohin ich auch ging, und sei es auch nur, daß ich mit meiner Mutter einkaufte, ich wurde niemals übersehen. Ich konnte immer mit einer bestimmten Form von Aufmerksamkeit rechnen und stellte fest, daß es den Leuten peinlich war, wenn ich sie dabei ertappte, wie sie mich anstarrten. Ich starrte einfach nur mit meinen großen Augen zurück, die jetzt, wo ich abgenommen hatte und die rechte Gesichtshälfte einzusinken begann, weil kein Knochen mehr da war, der ihr Form geben konnte, noch größer wirkten. Die anderen schauten immer so schnell wie möglich fort und versuchten so zu tun, als hätten sie mich überhaupt nicht angestarrt. Wenn diese Form der Aufmerksamkeit mir auch nicht gerade behagte, so definierte sie mich doch. Die meisten Menschen kämpfen ihr ganzes Leben lang dagegen an, unbemerkt in der Menge unterzugehen. Aber das war nicht mein Problem. Ich war etwas Besonderes. Anders zu sein als die anderen war das Kreuz, das ich tragen mußte, doch mir dessen bewußt zu sein war meine Entschädigung. Ich wußte genau, daß ich mir früher, als ich noch jünger und gesünder war, gewünscht hatte, etwas Besonderes zu sein. Hatte ich mir also meine jetzige Lage selbst zuzuschreiben?

Ich wurde nur ein paar Wochen lang vom Krankenwagen abgeholt; so lange, bis mein Vater bei *CBS* Arbeit fand und die Behandlungskosten wieder von seiner Krankenversicherung abgedeckt wurden. Das bedeutete für mich: keine Krankenwagen, keine im Kühlschrank lagernden Medikamente. Ich war erleichtert. Meine Mutter und ich nahmen unsere täglichen Fahrten ins Krankenhaus wieder auf. Die ganze Strecke über starrte ich aus dem Autofenster und stellte mir vor, ich würde auf einem Pferd über den Grasstreifen entlang der Straße reiten und über Straßengräben und Verkehrsschilder springen. Es war ein schwarzes Pferd. Ich konnte seine Mähne auf meinem Gesicht spüren, sein dunkles, sonnenwarmes Fell wärmte mir Hände und Füße. Es galoppierte stetig, sicher und beruhigend dahin.

Kapitel 6

Tür
Nummer zwei

Bereits kurz nach Behandlungsbeginn begannen meine Haare auszufallen. Obwohl man mich gewarnt hatte, war ich überrascht, als ich eines Tages die Haare zurückstreichen wollte und plötzlich ein Haarbüschel in der Hand hielt. Ich nehme an, ich habe nie wirklich daran geglaubt, daß so etwas geschehen würde. Ich saß mit meiner Mutter im Wagen, als ich es das erste Mal bemerkte, und fing zu weinen an. Doch statt sich etwas auszudenken, das mich tröstete oder mein Haar darin hinderte, auszufallen, sagte sie nur, ich hätte gewußt, daß so etwas passieren würde, und solle mich nicht so aufregen. Als ob das Wissen darum den Nachhall des Ereignisses dämpfen würde. Wieder hatte ich das Gefühl, versagt zu haben, weil ich mich so aufgeregt hatte, und die Tränen flossen nur noch stärker.

Ich hatte mir nie viele Gedanken um meine Haare gemacht. Man hatte sie zwar gelobt, aber solche Dinge haben mich nie besonders interessiert. Ich kann mich an mehrere Male erinnern, als man meinen Eltern gesagt hatte, ich sei ein hübsches Mädchen, was ich nicht anerkennen konnte, weil ich diese Anerkennung als zu »mädchenhaft« betrachtete. Meistens kam mir mein Haar wie eine Plage vor, etwas, das beim Ringen oder Bäumeklettern störte. Und jetzt? Wenn ich mich abends auszog, hörte ich, wie mein Pullover sich statisch entlud, wenn ich ihn über den Kopf zog. Dann sah ich die langen Strähnen am Kragen in der elektrischen Brise wehen. Morgens setzte ich mich auf und betrachtete die verfilzten Strähnen auf meinem Kissen. Nach dem Baden mußte ich am Wannenrand sitzen bleiben und mehrmals den Abfluß von Haaren befreien, während das Wasser ablief. Früher hatte ich meine Haare aggressiv und sorglos gebürstet, jetzt kämmte ich sie nur noch ganz vorsichtig und sehr sanft.

Ich war so sehr mit meinem Haarausfall beschäftigt, daß ich mein Aussehen ignorierte. Ich wußte, daß ich kahl werden würde, ich wußte, daß ich ein blasses, dünnes Mädchen war, und ich wußte, daß ich eine große Narbe im Gesicht hatte. Kurz gesagt: ich wußte, daß ich anders aussah und daß mein Aussehen eine Wirkung auf andere hatte; eine Wirkung, die ich manchmal zu meinem Vorteil nutzte. Aber ich ignorierte immer noch mein tatsächliches Erscheinungsbild und die sich daraus ergebenden Konsequenzen. Irgendwie schien ich gefühlt zu haben, daß es so besser war.

Auf die gleiche Weise, in der ich das Ausmaß meiner Krankheit verstand, ohne tatsächlich zuzugeben, daß ich krank war, gestand ich mir lange Zeit nicht ein, daß ich eine Glatze bekommen würde, selbst als ich nach einer besonders lebhaften Umarmung meine Haare vom schwarzen Hundefell entfernen mußte. Ich war noch zu jung, erst zehn, fast elf, um ein Samson zu sein. Sex-Appeal gehörte zur Zahnpastawerbung, während Sex an sich immer noch etwas Geheimnisvolles war; ein Geheimnis, von dem Spuren in den Seiten der Magazine meines Bruders zu entdecken waren. Obwohl seltsam verlockend, fand ich diese Fotos recht abstoßend und hielt Sex, was immer es auch sein mochte, für etwas, bei dem ich garantiert niemals mitmachen würde. Ich betrachtete mich mit einem voreingenommenen, erwachsenen Blick im Spiegel, oder anders gesagt, ich schaute mich an, aber ich beurteilte mich nicht. Als man anfing, über mich herzuziehen, sich über mich lustig zu machen – normalerweise waren es fremde Kinder auf dem Parkplatz des Supermarkts –, wehrte ich mich meistens mit einer Beleidigung, die noch weit sarkastischer und bissiger war als ihr phantasieloses *Baldy* oder *Dog Girl*. Mir war klar, daß sie mit ihren abschätzigen Bemerkungen eher einander beeindrucken als mir wehtun wollten. Ich besaß ein starkes Selbstwertgefühl und lebte intensiv in meiner Welt der Krankenhäuser, der Tiere und der Phantasie. Aber ich hatte kein Selbstwertgefühl verglichen mit den vielen Menschen, die mich umgaben, den »normalen« Menschen, denen ich jeden Tag begegnete. Ich war zweifellos geschickt darin, mich vor dem Schmerz ihrer Beleidigungen zu schützen, und fühlte mich ihnen einen Augenblick lang vage überlegen.

Manchmal verstrichen im Krankenhaus Tage oder sogar Wochen, ehe es mir gut genug ging, um aufzustehen und mir die Haare waschen zu können. Ich haßte es, wenn sie fettig und schlaff wurden und verfilzt am Hinterkopf anlagen. Es war stets eine große Wohltat für mich, wenn ich wieder aufstehen und sie waschen konnte. Doch schließlich kam der Tag, an dem ich meine Mutter bat, mir beim Waschen zu helfen, und sie mich sorgenvoll anschaute und mit honigsüßer Stimme vorschlug: »Vielleicht ist es an der Zeit, sie abzuschneiden.« Sie lieh sich eine Schere vom Schwesternpult und schnitt mir, während ich auf einem Stuhl saß, die restlichen Haare ab, bis meine weiße Kopfhaut zum Vorschein kam. Dabei entdeckten wir, daß ich ein großes Muttermal auf dem Kopf hatte, genau über dem linken Ohr. Am nächsten Morgen kam sie mit einem Hut, einem kleinen weißen Matrosenhut, den ich während der nächsten zweieinhalb Jahre nur selten abnehmen sollte, auch nicht während der zyklisch wiederkehrenden Perioden, in denen mein Haar nachwuchs. Manchmal wuchs es mehrere Zentimeter, so daß man es hätte zeigen können, aber ich wußte, daß es wieder ausfallen würde. Und so weigerte ich mich standhaft, mich ohne meinen Hut in der Öffentlichkeit sehen zu lassen. Mein Hut. Er wurde ein Teil von mir, ein untrennbares Element dessen, was ich zu sein meinte.

Mein Hut war eine Barriere zwischen mir und dem, was mir verschwommen als häßlich bewußt wurde, auf der einen und der Welt auf der anderen Seite. Er versteckte mich, verbarg mein Geheimnis, wenn auch mehr schlecht als recht. Wenn man sich über mich lustig machte oder mich anstarrte, dachte ich, es läge daran, daß sie ahnten, was sich unter meinem Hut befand. Es kam mir nicht in den Sinn, daß das ganze Bild, selbst mit Hut, häßlich war. Solange ich ihn trug, war ich sicher. Einmal sah ich im Fernsehen, wie der Wind jemandem den Hut vom Kopf riß, und hatte augenblicklich wegen der plötzlichen Bloßstellung Angst um diesen Menschen. Es war eine Reaktion, die aus dem Bauch kam. Als mich nicht nur Fremde, sondern auch jene Jungen, die ich einst als Freunde betrachtet hatte, hänselten, begann ich zu argwöhnen, daß etwas nicht stimmte. Ich identifizierte das Problem mit meiner Kahlheit, mit diesem *Ding,* das nicht ich, sondern eine mir von außen aufgezwungene Abweichung war; etwas, worüber ich keine Gewalt hatte. Während ich das Problem als von mir losgelöst betrachtete, glaubte ich, daß, sobald es einmal gelöst war und sobald meine Haare wieder wuchsen, wieder komplett und ganz sein würden, alles vorbei wäre, wie ein böser Traum. Ich dachte immer noch, es ließe sich alles wieder einrichten, in Ordnung bringen.

Währenddessen arbeitete meine Mutter weiter in der Beschäftigungstherapie-Abteilung einer chassidischen Privatklinik. Die meisten ihrer Kollegen waren Chassiden. Das chassidische Recht schreibt vor, daß eine verheiratete Frau ihren Kopf bedecken muß. Früher nahm man Kopftücher, doch heute tragen die meisten Chassidinnen Perücken. Ich denke, daß diese Frauen ihrer Perücken genauso überdrüssig wurden wie andere Frauen ihrer Kleider, denn es schien in der Gemeinde einen Überschuß an ausrangierten Perücken zu geben. Als die Freundinnen meiner Mutter über meinen Zustand informiert wurden, ließen sie mir großzügig ihre abgelegten Perücken zukommen. Meine Mutter wußte nicht, wie sie die Angebote ablehnen sollte. Als sie das erste Mal mit einer dieser Perücken zu Hause erschien, alberten wir in der Küche damit herum, spielten mit ihr und probierten sie zuerst an uns und dann an den Katzen aus. Als ich sie anzog, sah ich genauso lächerlich aus wie meine Brüder und Schwestern, ganz zu schweigen von den Katzen. Das Ganze war nur ein großer, ungefährlicher Spaß. Aber meine Mutter schleppte immer mehr Perücken an. Manchmal kam es mir so vor, als würde sie jeden Tag eine neue mitbringen. Im ganzen Haus wimmelte es von Perücken, jede neue noch scheußlicher als ihre Vorgängerin. Es war unmöglich, auch nur eine davon ernst zu nehmen. Wenn ihre Freundinnen in der Privatklinik sie fragten, wie es gelaufen sei, antwortete meine Mutter höflich, aber wahrheitsgemäß, daß mir keine der Perücken gepaßt hätte. Eine meiner Mutter sehr nahestehende Kollegin, die das Herz auf dem rechten Fleck trug, bot die Dienste ihres Perückenmachers an, der meinen Kopf vermessen und mir eine Perücke genau nach meinen Wünschen machen würde, so gut, daß niemand einen Unterschied zu früher feststellen könnte. Da ich nicht schlecht erzogen erscheinen wollte, bedankte ich mich bei ihr, wie meine Mutter es mir beigebracht hatte, und sagte, ich sei einverstanden; aber mit dem stillschweigenden Einverständnis zwischen mir und meiner Mutter, daß es nicht wirklich mein Wunsch war.

Wir fuhren nach New City, einer nahe gelegenen Stadt mit hohem jüdischen Bevölkerungsanteil, wo wir den Laden inmitten einer kleinen Gruppe von Geschäften entdeckten. Ich war noch nie in einem »Salon« gewesen und stellte mir darunter ein luxuriöses Geschäft voll berückender Frauen vor. Statt dessen wurde der Raum von grellem Neonlicht erhellt, und statt Warren Beatty, den ich in *Shampoo* gesehen hatte, erwartete uns ein kleiner alter Mann, der selbst eine Glatze hatte. Er winkte mich zu einem Sessel, der vor einem mit grobgeschnitzten rosa- und goldfarbenen Blumen umrahmten Spiegel stand. Ein großer, staubiger Gummibaum mit Blättern so groß wie mein Kopf füllte eine ganze Zimmerecke aus.

»Also das kleine Mädchen möchte eine Perücke?«

Sein Spiegelbild lächelte mich an. Ich schrumpfte innerlich zusammen. Ich fühlte mich so gedemütigt, wie ich es nie für möglich gehalten hatte. Der kleine alte Mann wandte sich an meine Mutter. Sie unterhielten sich, während seine Hand auf meiner vogeldürren Schulter ruhte. Ich beobachtete ihn im Spiegel, nicht, weil ich von ihm fasziniert war, sondern weil ich mein Spiegelbild nicht sehen wollte. Ich wußte, daß der Moment kommen würde, wo er mich bäte, meinen Hut abzunehmen. Ich wußte, daß ich absolut nichts dagegen machen konnte, außer so zu tun, als würde es mir nichts ausmachen. Und als er sich schließlich an mich wandte und der Augenblick gekommen war, nahm ich den Hut so lässig wie möglich ab und legte ihn auf den Schoß. Ich starrte den Mann im Spiegel an, während er ein Meßband hervorholte und meinen Kopf abmaß. Das gefiel mir. Damals wuchsen meine Haare gerade wieder. Sie waren ungefähr einen halben Zentimeter lang. Seine trockene Hand strich so zart über das babyweiche Haar, daß ich am Nacken Gänsehaut bekam.

Nach dem Ausmessen ging er ins Hinterzimmer, um verschiedene Muster zu holen. Da er wußte, daß ich langes blondes Haar gehabt hatte, kam er mit unterschiedlich langen Perücken in allen möglichen Blondschattierungen zurück, die von Hellgelb bis Hellbraun reichten. Er setzte sie mir nacheinander auf und diskutierte mit meiner Mutter darüber, welche meinem »natürlichen« Zustand am nächsten käme. Er erklärte, alle Perücken seien aus Menschenhaar gemacht. Sofort sah ich eine bizarre Mischung aus jener Weihnachtsgeschichte mit dem Titel *Journey of the Magi*, in der eine Frau um ihrer Liebe willen ihr Haar verkauft hatte. Ich sah auch den Holocaust vor mir, wußte ich doch, daß man den Menschen, die eines schrecklichen Todes sterben sollten, den Kopf geschoren und ihr Haar behalten hatte.

Jetzt war es nicht mehr zu umgehen: Ich mußte mein Spiegelbild anschauen, denn der Mann und meine Mutter fragten mich, während die Perücken angepaßt wurden, ständig, was ich davon hielte. Doch ich konnte nur ein mürrisches Nicken oder ein Kopfschütteln zustande bringen. Mich selbst mit diesen Perücken aus schwerem Menschenhaar zu sehen erschreckte mich, und jedesmal, wenn der Mann sagte, wie »natürlich« es aussähe, kamen er und schließlich auch ich mir viel fremder vor.

Wie lange sollte das noch weitergehen? Wie viele Perücken hatte er dort im Hinterzimmer gestapelt? Obwohl ich immer ärgerlicher wurde, bemühte ich mich halbherzig, glücklich auszusehen. Als schließlich die letzte Perücke aufgesetzt wurde, lächelte ich doch tatsächlich, als der alte Mann fragte, wie sie mir gefiele. Ich haßte sie. Schließlich kam die Frage nach den Kosten auf, was mir das Ende dieser Scharade signalisierte. Ich wußte, daß meine Mutter niemals für etwas so Lächerliches wie eine Perücke Geld ausgeben würde, und hatten wir nicht nebenbei mehr oder weniger vereinbart, daß sie keine kaufen würde? Der Mann nannte eine erstaunlich hohe Summe, viel höher, als wir sie uns selbst zum Spaß vorgestellt hätten. Ich saß im Sessel und beobachtete startbereit, mit baumelnden Beinen, die Spiegelbilder der beiden. Zu meiner großen Überraschung sah meine Mutter so aus, als überlege sie tatsächlich, ob sie nicht eines dieser viel zu teuren, maßgefertigten Haarteile kaufen solle. Meinte sie es wirklich ernst? Schließlich verließen wir den Laden mit dem Versprechen, daß sie darüber nachdenken und ihn am nächsten Tag anrufen würde. Wieder im Wagen, dachte ich, wir würden uns nur anschauen und losprusten, über unseren privaten Witz lachen, doch sie drehte sich nur um und fragte ernst: »Nun, möchtest du eine haben? Sie sind zwar teuer, aber wenn du eine Perücke haben möchtest, werde ich dir eine kaufen.«

Was war geschehen? Ich dachte, wir wären nur aus reiner Höflichkeit ihrer Freundin gegenüber in diesen Laden gegangen. War es denn nicht offensichtlich, wie scheußlich und beängstigend diese Perücken waren? Ich wußte nicht, was ich antworten sollte. Zu Hause angekommen, rief sie ihre Freundin an, um ihr alles zu erzählen, und ich hörte sie sagen: »Es war das erste Mal seit langer Zeit, daß ich sie habe lächeln sehen. Sie hat so lange nicht mehr gelächelt.«

Also daran lag es. Normalerweise handelte ich intuitiv und konnte zwischen den Zeilen lesen. Aber wenn meine Mutter sich so sehr irren konnte, wie konnte ich dann wissen, daß nicht auch meine Interpretationen falsch waren?

Damit die ganze Geschichte nicht außer Kontrolle geriet, faßte ich mir ein Herz, ging zu meiner Mutter und sagte ihr geradeheraus, daß ich keine Perücke wolle, daß ich sie häßlich fände. Sie wirkte erleichtert; wahrscheinlich wegen der Kosten. Aber als sie mich lächelnd anschaute, fiel mir ein, was sie am Telefon zu ihrer Freundin gesagt hatte. Ich lächelte zurück, obwohl ich tief im Herzen traurig war wegen dieser gerade erst entdeckten Kluft zwischen mir und dem Rest der Welt; als gäbe es nicht schon genug davon. Doch aus dem Zwang heraus, stets die Wahrheit herauszufinden, fragte ich sie nach dem Gespräch mit ihrer Freundin, das auf ihren Verrat an mir hinauslief. Ich bestand darauf, daß es mir gutgehe, daß ich glücklich sei und die Perücke ein großer Spaß war. Ihr Lächeln wurde breiter, sie schien erleichtert zu sein, wieder mein altes Selbst zu sehen. Einen Augenblick lang war ich tatsächlich glücklich und zufrieden, ihr wenigstens das zum Geschenk machen zu können.

Ich behielt weiter meinen Hut auf. Aber ich konnte mein Gesicht nicht vergessen, das mich mit diesem lächerlichen grotesken Heiligenschein von einer Perücke aus dem Spiegel angestarrt hatte. Glaubten sie es wirklich, wenn sie sagten: »Nun, sieht das nicht hübsch aus?« Ich war überzeugt davon, daß ich in diesen Perücken schrecklich ausgesehen hatte. Aber warum stimmte meine Überzeugung nicht mit jener der anderen überein? Logen sie mich an? Vielleicht wollten sie meine Gefühle nicht verletzen. Es dämmerte mir, daß ich vielleicht viel schlimmer aussah, als ich angenommen hatte.

Eines Morgens ging ich ins Badezimmer und schloß hinter mir ab, obwohl ich allein zu Hause war. Dann schaltete ich die Lampen an und taxierte sehr gründlich und ernsthaft mein Gesicht. Ich hatte eine Glatze. Aber das wußte ich bereits. Ich wußte auch, daß ich vorstehende Zähne hatte, derentwegen ich mich zwar unbewußt schämte, über die ich mir jedoch bis zu diesem Augenblick nicht viele Gedanken gemacht hatte. Sie waren häßlich und wirkten, wie ich feststellte, dadurch, daß mein Kinn so schmal aussah, noch häßlicher. Wie war das passiert? Ich konnte mich nicht daran erinnern, daß es früher schon so schmal gewesen war. Ich kramte in den Schränken herum, bis ich einen Handspiegel gefunden hatte, den ich so hielt, daß ich, zum ersten Mal, mein Profil von rechts sehen konnte. Ich hatte eine Narbe erwartet. Aber wie hatte mein Gesicht so einsinken können? Das ging über meinen Horizont. War es möglich, daß ich schon eine geraume Zeit so aussah und es nur nicht bemerkt hatte, oder war die Veränderung ganz neu? Mehr als das Gefühl der Häßlichkeit, das in mir hochstieg, entsetzte mich die Vorstellung, daß ich herumspaziert war, ohne mir dessen bewußt zu sein, was für andere offensichtlich war. Ich schämte mich abgrundtief.

Ich legte den Spiegel weg, schaltete die Lampen aus, ging ins Wohnzimmer zurück und legte mich mit den Katzen in den Sonnenschein. Ihnen war egal, wie ich aussah. Ich gelobte schweigend, sie unerschrocken, treu und mit einer Intensität zu lieben, die beweisen würde, daß ich es wert war ... Ich war mir zwar nicht sicher, wessen ich wert war, aber es war etwas Wundervolles, Edles und Spektakuläres. Das gleiche gelobte ich den Hunden.

Mein Vater hatte merkwürdige Arbeitszeiten. Er ging spät am Morgen aus dem Haus und kam erst lange nach Einbruch der Dunkelheit zurück. Er pflegte sich sein Essen selbst zu kochen und aß es im Stehen neben der Spüle, während er nachdenklich durch das Küchenfenster starrte, durch das in der Dunkelheit nichts zu sehen war. Manchmal stieg ich abends noch einmal aus dem Bett und besuchte ihn. Er hörte stets, wie ich in die Küche tapste, und starrte mich nur einen Augenblick lang überrascht an, bevor seine Miene wieder echte Freude zeigte, mich zu sehen. »Lucinda Mag«, sagte er dann, als gebe er mir gerade einen Namen. Ich setzte mich auf einen Stuhl und zog mein Nachthemd über die Knie. Dann setzte er sich an den Tisch und aß schweigend, während ich zuschaute. Wir waren beide vollkommen zufrieden.

Eines Abends kam ich in die Küche und entdeckte, daß mein Vater eine Perücke trug. Damals waren sie überall im Haus verstreut, und wir gingen immer sorgloser mit ihnen um. Die Katzen schliefen auf ihnen, die Hunde spielten Tauziehen damit. Sie waren noch immer für einige Lacher gut, zum Beispiel, wenn Besucher sie aufsetzten. Mein Vater stand am Herd und rührte in einer Pfanne, in der etwas brutzelte. »Lucinda Mag«, begrüßte er mich grinsend und lud mich stillschweigend ein, ihm zu sagen, wie lächerlich er aussah. Doch den Gefallen tat ich ihm nicht. Ich setzte mich einfach nur auf den Stuhl wie immer und schaute ihm zu, wie er sein einsames Mahl zu Ende briet und aß. Plötzlich konnte ich es nicht länger ertragen.

»Zieh sie aus, Daddy.«

»Was?«

»Die Perücke.«

»Was für eine Perücke? Ich trage keine Perücke.«

»*Daddy.*«

»Ich weiß nicht, wovon du sprichst.«

Und so ging es weiter. Ich wußte, daß er scherzte, und ich wußte auch, daß er keine Vorstellung davon hatte, wie sehr ich mir wünschte, daß er die Perücke auszog. Ich gab auf, befreite meine Knie von dem Nachthemd, ging zu ihm, schob das lange Haar beseite und gab ihm einen Gutenachtkuß.

Ich versuchte weiterhin, wenn auch vergebens, an den langen Vormittagen krank zu werden; Vormittage, die mir nie einsam vorkamen. Ich träumte immer noch von einer Lungenentzündung, obwohl ich immer noch kein Wasser inhalieren konnte. Der Sommer hatte Einzug gehalten, also bestand keine Hoffnung, mir draußen eine Erkältung zu holen. Aber ich hatte genügend *In-der-Wüste-verirrt*-Filme gesehen, um auf einen Hitzschlag zu hoffen. Ich hatte zwar nicht die leiseste Ahnung, was ein Hitzschlag war, doch bei dem Wort Hitzschlag stellte ich mir eine Art zärtlicher Liebkosung vor. Ich wußte, daß man dabei Luftspiegelungen sah. Da es mir wegen der zusätzlichen Strahlung nicht erlaubt war, mich den Sonnenstrahlen auszusetzen, konnte ich den Wunsch nach sonnengebräunter Haut vergessen.

Ich wickelte mich in eine Decke und legte mich hinter dem Haus auf meinen Lieblingsplatz. Ameisen krabbelten über meine Haut. Obwohl ich im allgemeinen nichts gegen Ameisen und Käfer hatte, quälte ich sie gelegentlich. Danach fühlte ich mich immer schuldig und sündig. Aber kein einziges meiner unzähligen Gelübde schien mich davon abhalten zu können. Ich wurde schließlich durch ein deutsches Märchen geheilt, in dem es um ein schreckliches kleines Mädchen geht, das für ihr Leben gern Fliegen die Flügel ausriß. Als es starb und ins Fegefeuer kam, verurteilte man es dazu, daß alle flugunfähigen kleinen Leben, die es zerstört hatte, auf ihr herum und in ihren Mund, ihre Augen krabbeln durften. Ich beendete meine Quälerei nicht wegen der dem Märchen innewohnenden Moral, sondern wegen einer Mischung aus Selbstschutz und Ekel.

Sonnenstrahlen stachen wie Nadeln durch die Decke. Vögel sangen, Kettensägen klagten. Es war schwül. Ich setzte mich auf, zog die Decke wie eine Kapuze über den Kopf und starrte in die Ferne. Schweiß rann mir über den Brustkorb, einen Brustkorb, der so schmächtig war, daß ich spürte, wie sich jeder Schweißtropfen kurz auf jeder einzelnen Rippe ausruhte, bevor er weiterlief. Ich starrte in die Ferne und hielt nach meiner Fata Morgana Ausschau. In den Filmen sahen sie entweder Wasserlöcher oder schöne Frauen, manchmal sogar beides. Ich sah mich prüfend im Garten um: nichts. Mein T-Shirt war schweißgetränkt. Selbst die Rückseite meiner Hände, selbst meine Kopfhaut, die unter der Decke juckte, schwitzten. Ich erkannte, daß es so nicht funktionieren würde, stand unter Mühen auf und ging ins klimatisierte Haus zurück. Als ich die Tür öffnete, war mir, als würde mir jemand einen Eimer kaltes Wasser ins Gesicht schütten.

Das einzige Mal, bei dem die Chemotherapie ausfiel, fühlte ich mich noch nicht einmal besonders krank. Doch als sich beim Bluttest herausstellte, daß die Zahl der weißen Blutkörperchen angestiegen war, war ich überglücklich. Man beschloß, mich für eine Weile zu isolieren. Ich wurde mit einem Rollstuhl abgeholt. Ich fuhr für mein Leben gern im Rollstuhl und winkte Dr. Woolf beim Abschied unbekümmert zu.

»An deiner Stelle wäre ich nicht so glücklich«, sagte meine Mutter. Sofort verfiel ich in die Rolle des verlassenen, heimatlosen Kindes, eine Rolle, die ich im Laufe der Zeit vervollkommnet hatte. Nachdem mir, wenn auch langsam, bewußt geworden war, wie seltsam ich aussah, hatte ich beschlossen, das Beste daraus zu machen. Mein Aussehen half mir, die Menschen zu beeindrucken, etwas darzustellen.

Doch die Isolation war kein bißchen aufregend. Da ich unerwartet eingewiesen worden war, hatte ich weder Bücher noch Spielzeug dabei, und, o Schrecken aller Schrecken, es gab nicht einmal einen Fernseher im Zimmer. Ich durfte wegen der Bakterien nicht einmal mit dem abgenutzten Stationsspielzeug spielen und konnte keinen Blick nach draußen werfen, weil das einzige Fenster von einer funktionsuntüchtigen Klimaanlage blockiert wurde. Ich steckte ständig den Kopf durch die Tür, und stets schrie jemand, ich solle sie schließen, im Zimmer bleiben und wieder ins Bett zurückgehen. Dabei fühlte ich mich vollkommen gesund. Wie konnte ich krank sein? Als ich bäuchlings auf dem Bett lag, spürte ich die Hüftknochen auf dem zu kräftig gestärkten Laken. An Schlaf war nicht zu denken. Ich rettete mich, indem ich so tat, als wäre ich eine Gefangene, die man ins »Loch« gesteckt hatte; ein Wort, das ich in einem Buch über eine Gruppe von Gefangenen gelesen hatte; ein Buch, das eigentlich nicht für mich bestimmt war, was ich daraus schloß, daß diese Gefangenen Geschlechtsverkehr mit dem Gefängnismaskottchen, einem Esel, hatten.

Aber diese Woche blieb eine Ausnahme. Die meisten Wochen verliefen gleichförmig. Freitag war immer noch D-Day. Die Chemotherapie dauerte zweieinhalb Jahre. Sie wurde mein Leben. Es kam mir nie in den Sinn, daß sie eines Tages zu Ende sein würde. In all diesen Jahren war Dr. Woolf vielleicht fünfmal pünktlich. Nur um mir die Zeit zu vertreiben, besuchte ich die öffentliche Toilette in der Halle. Ich liebte es, wenn mein kleiner Körper in die gleiche Richtung ging wie diese großen Körper in ihren Anzügen und den weißen Jacken; Körper, die mich mit ihren Straßenschuhen, die auf den Fliesen klickten, mühelos überholten.

Es war eine alte und kleine Toilette mit nur zwei Kabinen. Sie hatten Holztüren, die von innen mit einem silberfarbenen Metallriegel geschlossen wurden. Im ganzen Raum gab es keine Graffiti, nur auf den Riegeln. Jemand, wahrscheinlich handelte es sich um ein und dieselbe Person, hatte auf beide Metallstücke eine Nachricht geritzt. Wenn man in der ersten Kabine auf der Toilette saß, konnte man *Gott ist nah* lesen; auf dem Riegel der zweiten stand: *Sei jetzt hier*. Ich stellte mir vor, wie dieser Mensch auf dem gleichen Porzellan saß wie ich, sich vorbeugte, die eine Hand gegen die verzogene Holztür gestemmt, in der anderen eine Nagelfeile. Ich spürte, daß es lange vor meiner Zeit eingeritzt worden war. Was hatte diesem Menschen gefehlt? Ich fragte mich, wo er jetzt war. Aber ich fragte mich nie, was mit ihm geschehen sein mochte.

Da ich in stillen, einsamen Augenblicken immer noch versuchte, Gott in ein Gespräch zu verwickeln oder ihn dazu zu bringen, meine Fragen zu beantworten, und auf eine Antwort horchte, wie immer sie auch lauten mochte, erschienen mir diese Botschaften dort auf der Toilette wichtig.

Jede Woche schleppte ich mich auf die Toilette, versuchte Zeit totzuschlagen, bevor das Unvermeidliche eintraf, und überlegte, welche Botschaft ich lesen wollte. *Gott ist nah*: Okay, aber wie nah? Hieß es, er war nah, so wie jemand nah ist, der uns besuchen will; der näher und näher kommt; jemand, der noch nicht hier ist, aber früher oder später eintreffen wird? Oder bedeutete es, daß er zwar in der Nähe war, aber sein Gesicht nicht zeigte, gegenwärtig, aber unsichtbar, jemand, der ruhig in einem Schrank atmet? *Sei jetzt hier.* Ich wollte aber nicht hier sein. Mein Wunsch hatte keinerlei Folgen. Ich war ja bereits hier, ob ich wollte oder nicht. Aber irgend etwas an diesem Satz reizte mich, entweder trotz oder wegen seiner scheinbaren Einfachheit, und zwei von drei Malen entschied ich mich für die Tür Nummer zwei.

Manchmal starrte ich einfach nur die Tür an und dachte an meine Mutter, die im Wartezimmer saß, und daran, wie viele Reihen sie wohl schon gestrickt haben mochte. Manchmal dachte ich nur an die bevorstehende Injektion, oder ich spann mein Phantasieleben weiter: Der Ponyexpreß-Reiter sucht Entspannung im Saloon; das Alien denkt über Fragen der Abfallbeseitigung nach. Manchmal, besonders wenn es heiß war, dachte ich an gar nichts, lauschte dem Urinstrahl, der ins Wasser mündete, beugte mich vor, preßte die Stirn gegen das kalte Metall und weinte.

Kapitel 7

Masken

Den größten Teil des vierten Schuljahres hatte ich verpaßt, und in der fünften Klasse besuchte ich alles in allem vielleicht eine Woche lang die Schule. Ich ging erst irgendwann im Laufe der sechsten Klasse, während meiner sporadischen »Ferien« von der Chemotherapie, wieder dorthin. Ich tauchte geheimnisvoll für eine Woche oder zwei, manchmal sogar für drei oder vier Wochen wieder aus der Versenkung auf, um dann erneut für Monate zu verschwinden. Den kleinen Matrosenhut legte ich nicht ab, selbst als die Chemotherapie schon lange vorüber war und mir schon wieder weiche Babyhaare wuchsen.

Die sechste Klasse bestand hauptsächlich aus Kindern, mit denen ich aufgewachsen war. Die meisten davon waren natürlich neugierig zu erfahren, was mit mir geschehen war. Sie behandelten mich respektvoll, wenn nicht sogar ein wenig distanziert, obwohl es immer eine Gruppe Jungen gab, die spotteten: »Hey, Mädchen, nimm die Monstermaske ab. Oh, Entschuldigung, sie trägt ja gar keine Maske!« Das war der Höhepunkt der Heiterkeit in der sechsten Klasse, und die Jungen, denn es waren stets Jungen, gingen von ihrem eigenen Witz berauscht förmlich zu Boden. Zu ihrer Verwirrung und zum Entsetzen meiner Lehrer rächte ich mich mit einem »Ihr blöden Dildos«.

Derek sagte es ständig, und ich hielt es für eine wunderbare Beleidigung, obwohl ich nicht den leisesten Schimmer hatte, was ein Dildo war. Nachdem man mich wiederholt wegen der Benutzung dieses starken Wortes gerügt hatte, fragte ich meinen Bruder, was Dildo bedeute. Er erklärte mir, daß es ein künstlicher Penis sei. Daraufhin nahm ich das Wort nicht mehr in den Mund. Ich hatte im Krankenhaus Kinder mit künstlichen Gliedern kennengelernt, und ich kannte Kinder, die Probleme mit ihrem Harntrakt hatten.

Das Schuljahr zog sich endlos hin. Es kam mir vor, als wäre ich schon seit Jahren in der sechsten Klasse, dabei war es erst Oktober. Halloween stand vor der Tür. Da wir aus Irland stammten, war Halloween für uns nie ein großer Feiertag gewesen, obwohl Sarah und ich früher immer mitgemacht hatten. In den vergangenen Jahren hatte ich nicht mitgehen können, weil ich zu krank gewesen war. Doch dieses Jahr fiel Halloween auf einen Tag, an dem es mir recht gutging. Meine Mutter kam auf die Idee mit dem Eskimokostüm. Ich zog einen Wintermantel an, bastelte mir aus Papier einen Fisch, den ich an einen Stock hängte, und verdeckte mein Gesicht mit einem Schal. Mein Haar wuchs wieder, und ich mochte es, wenn die Kapuze dagegen rieb. Zu diesem Zeitpunkt war mein Hut bereits zu einem Teil von mir geworden. Ich setzte ihn nur noch ab, um zu schlafen. Ich dachte, das seltsamste an mir sei meine Glatze, und war derart mit meinem Matrosenhut verbunden, daß ich mitlitt, wenn der Wind einem vollkommen Fremden den Hut vom Kopf blies. Manchmal verspotteten mich die anderen Kinder, liefen hinter mir her, schlugen mir den Hut vom Kopf und nannten mich *Baldy*. Ich haßte es, aber ich glaubte, daß meine Haare eines Tages wieder richtig wachsen würden und daß die Spötteleien eines Tages aufhören würden. Ich dachte, es ginge einzig darum.

Wir wanderten mit unseren Kopfkissenbeuteln in der Nachbarschaft herum, trafen auf andere Kindergruppen und tauschten unsere Erfahrungen aus: Drei Häuser weiter gab es Schokoriegel, bei den Nachbarn nur billige Pfefferminzbonbons. Ich fühlte mich wunderbar, wenn auch nur vorübergehend. Als es dunkel wurde, der Mond am Himmel erschien und die älteren, die größeren Kids anfingen, ihre Runden zu drehen, dämmerte es mir, weshalb ich mich so wohl fühlte. Niemand konnte mich erkennen. Niemand konnte mein Gesicht sehen.

Es war sehr warm für Ende Oktober. Ich schwitzte in meinem Parka, aber das störte mich nicht. Ich fühlte mich so frei: ich bewegte mich mühelos und unerschrocken zwischen den Menschen, stellte Fragen und machte Bemerkungen, die der Rest meiner Truppe nicht zu äußern wagte. Ich verstand ihre Angst nicht. Mir war noch nicht klar, wie bescheiden ich geworden war, wie sehr mich mein Aussehen hemmte. Erst jetzt, mit dem Schal vor dem Gesicht, fühlte ich mich sicher. Meine Schwestern und ihre Freundinnen hatten keine Probleme mit ihrem Aussehen; wenigstens kam es mir so vor. Weshalb also waren sie dann nicht immer so mutig und glücklich wie ich an diesem Abend?

Unsere Beutel füllten sich. Schließlich war es an der Zeit, wieder nach Hause zu gehen. Wir leerten die Beutel ausgelassen auf dem Boden aus und begannen unser Tauschgeschäft. Weil ich Schwierigkeiten beim Kauen hatte, gab ich Sarah alles, was für mich zu hart war, während sie mir selbstlos alles Weiche zuschob. Ich zog meinen Eskimoparka aus und ging hutlos auf mein Zimmer. Normalerweise hatte ich nicht das Gefühl, als müßte ich zu Hause einen Hut tragen; ich trug ihn nie, wenn ich allein in meinem Zimmer war. Doch als ich jetzt mit all den Süßigkeiten allein dort war – noch erhitzt vom Herumlaufen an diesem für die Jahreszeit ungewöhnlich warmen Abend –, fühlte ich mich genötigt, meinen Hut aufzusetzen. Ich wußte nicht, was los war. Ich stopfte so lange Süßigkeiten in mich hinein, bis ich zu platzen drohte, und versuchte alles außer dem, was direkt vor mir lag – was ich berühren und schmecken konnte –, zu ignorieren. Die Schokolade unter meinen Fingernägeln schmolz, die Süßigkeiten waren so süß, daß mir der Hals weh tat.

Im darauffolgenden Frühling spielte ich an einem der ersten warmen Tage mit meiner alten Freundin Teresa auf dem gepflegten und ordentlichen Garten hinterm Haus, als sie mich aus heiterem Himmel fragte, ob ich sterben würde, wobei sie mich gleichgültig anschaute, so, als hätte sie mich gefragt, was ich im Laufe des Tages zu tun gedenke. »Die anderen Kinder sagen, daß du langsam sterben würdest, daß du ›dahinschwindest‹.« Ich schaute sie entsetzt an. Sterben? Wie um alles in der Welt konnte jemand glauben, ich würde sterben? »Nein«, antwortete ich, als hätte sie mich gefragt, ob ich der Papst sei, »ich sterbe nicht.«

Ich wollte, sobald ich wieder zu Hause war, meine Mutter fragen, weshalb Teresa so etwas sagen konnte. Doch gerade als ich durch die Vordertür trat, kam sie von der Garage herein, die Arme voller Einkaufsbeutel.

Ich war innerlich noch immer ein Wildfang und kümmerte mich nur wenig darum, was ich trug, solange es kein Kleid war. Meine Mutter zog einen hellroten Pulli aus dem Beutel und hielt ihn gegen meine Brust. Er roch neu, das Preisschild kratzte am Hals. »Pullis mit Rollkragen und kurzen Ärmeln sind nur schwer zu finden, also habe ich dir gleich mehrere davon gekauft.« Rollkragen. Warum in aller Welt sollte ich im Frühling Pullis mit Rollkragen tragen? fragte ich mich stumm. Aber meine Mutter schien meine Gedanken gelesen zu haben. Sie schaute mir direkt in die Augen: »Wenn du etwas trägst, das dir bis zum Hals reicht, sieht man deine Narbe nicht so sehr.«

Verwirrt trug ich den grellbunten Stapel auf mein Zimmer. Würde ich nicht noch beschränkter aussehen, wenn ich im Sommer Pullis mit Rollkragen trug? Würden sie meine »Narbe« wirklich verbergen? Ich wußte, daß ich nicht so aussah wie die anderen, aber ich wußte immer noch nicht genau, worin dieser Unterschied eigentlich bestand. Ich hatte mich nicht mehr offen und objektiv angeschaut, seit ich in diesem Perückenladen gewesen war, aber das schien sehr lange herzusein, fast zwei Jahre. Ich wußte zwar, daß ich sehr aufgebracht gewesen war, konnte mich aber nicht mehr richtig erinnern, was ich in diesem Spiegel gesehen hatte, und seitdem hatte ich tunlichst jede sorgsame Untersuchung vermieden. Nicht besonders an meinem Aussehen interessiert, was teilweise an meinem Wildfang-Wesen lag, war es mir gelungen, Spiegel zu meiden.

Ich zog die Rollkragenpullis mit den kurzen Ärmeln an und brachte die letzten Monate der Elementary School hinter mich. Ich spielte mit meiner Freundin Jan in dem wunderbaren Haus ihrer Eltern, zu dem einige Mohnwiesen und, was das beste war, ein kleiner See gehörten. Es gab auch ein Ruderboot, aber es war uns verboten, mit ihm hinauszurudern. Wir taten es trotzdem. Wir ruderten ans andere Ufer, das nur zweihundert Meter entfernt lag, »landeten« und taten so, als hätten wir gerade ein neues Land entdeckt. Wir schrieben unsere Entdeckungen in Kladden, rollten Steine fort und gaben den verschiedenen Schleimproben, die wir darunter entdeckten, falsche lateinische Namen.
Jan hatte eine genauso intensive Beziehung zu ihren Plüsch- und Plastiktieren wie ich, und wenn ich bei ihr schlief, verglichen wir unsere komplizierten Welten miteinander. Manchmal, wenn auch nicht immer, wollte Jan über Jungen reden, und ich saß da in meinem Schlafsack, die Knie an den Körper gepreßt und unterm Nachthemd versteckt, und hörte ihr zu. Ich konnte ihr nicht mit vielen Informationen dienen, obwohl ich damals gerade frisch verliebt war. Und zwar in Omar Sharif.

Einmal bin ich spätabends noch aufgestanden und habe mir zusammen mit meinem Vater den Film *Doktor Schiwago*, angesehen. Ich rollte mich neben ihm zusammen und legte den Kopf auf seinen runden Bauch, lauschte seinem Herzschlag, seinem Atem, und beobachtete aufmerksam die Bilder einer fernen Welt, einer Welt, die nicht nur schön, sondern auch tödlich und kalt war. Ich nahm an, daß ich mich dort sehr gut zurechtgefunden hätte, und stellte mir vor, daß ich meinen Leidenschaften treu geblieben wäre, wenn ich während der russischen Revolution gelebt hätte. Auch ich hätte mich durch die Tundra geschleppt, mich vom Eis bedecken und es in meinen Augenbrauen knistern lassen. Wochenlang ging mir das verfallene Haus nicht aus dem Sinn, in dem Schiwago seine Sonette schrieb, wissend, daß die wahre Größe des Hauses unentwirrbar mit seinem verfallenen Zustand verbunden war. Ich verstand nicht, weshalb es so sein sollte; ich begriff weder, weshalb die Erinnerung an diese Szene mich so stark befriedigte, noch, weshalb diese Befriedigung mit einem traurigen Gefühl des Verlangens einherging; ich begriff nicht, weshalb dieses Verlangen die allem innewohnende Schönheit noch verstärkte.

Der letzte Tag auf der Elementary School näherte sich. Ich erinnerte mich, wie ich im zweiten Schuljahr eine Gruppe von Sechstkläßlern gemustert hatte, die sich auf die Abschlußfeier vorbereiteten. Die Zeit bis dahin war mir so unvorstellbar lang erschienen, so unwirklich. Doch jetzt stand ich mit den anderen auf dem Schulhof und erinnerte mich an den Tag, an dem ich den Kopf aufs Pult gelegt und meinem Lehrer mitgeteilt hatte: »Ich werde es niemals schaffen.« Ich konnte sogar das Fenster des Klassenraums sehen, durch das ich damals geschaut hatte. So vieles war in den vergangenen vier Jahren geschehen. Ich kam mir so alt vor; und ich war stolz darauf, so alt zu sein. Ich war entsetzt, als der stellvertretende Direktor während der Feier von mir zu sprechen begann, darüber, daß ich wegen »meiner Tapferkeit« besondere Aufmerksamkeit verdient hätte. Ich spürte, wie mir die Hitze in den Kopf stieg, wie mein Gesicht rot wurde. Da stand ich, im Mittelpunkt der Aufmerksamkeit, und erhielt das Lob und die Anerkennung, von denen ich so viele Jahre lang geträumt hatte, und alles, was ich fühlen konnte, war eine intensive, brennende Verlegenheit. Man bat mich auf die Rednertribüne. Ich wußte, daß alle applaudierten, aber ich spürte es mehr, als daß ich es hörte. Benommen streckte ich die Hand aus, um das Geschenk entgegenzunehmen, das Mr. Schultz mir überreichte, eine Ausgabe von *The Prophet*. Es gelang mir kaum, ihm zu danken.

Später dann, in meinem Zimmer, öffnete ich das Buch aufs Geratewohl und stieß auf einen Vers, der von der Liebe handelte, darüber, wie man die Liebe der anderen mit Würde akzeptiert. Ich schloß das Buch bereits nach einer Seite. Ich wollte mit der Welt der Liebe nichts zu tun haben; ich hielt das Verlangen nach Liebe für eine Schwäche, die man überwinden müsse. Und nebenbei, dachte ich bei mir, wollte die Welt der Liebe ja auch nichts mit mir zu tun haben.

Der Sommer ging vorüber, und der Eintritt in die Junior High School rückte unaufhaltsam näher. Jan, Teresa und Sarah waren ganz aufgeregt darüber, daß sie jetzt Heranwachsende waren, verschiedene Kurse besuchen konnten und einen eigenen Spind hatten. Ihre Aufregung war ansteckend. Am Abend vor dem ersten Tag in der neuen Schule beschriftete ich die neuen Kladden stolz mit den Namen der einzelnen Fächer und trug heimlich schon meine neuen Schuhe, damit sie nicht mehr so neu aussahen.

Alle müssen nervös gewesen sein, aber ich war sicher, daß ich als einzige Besorgnis empfand. Ich ertappte mich dabei, wie ich durch die Räume schlich, auf die ich mich so gefreut hatte, und vorzugeben versuchte, die Kids, die mich anstarrten – Kids, die meistens aus Nachbarstädten kamen –, nicht zu bemerken. Ich hatte mich schon so auf die Kantine gefreut, schließlich hatte ich doch genügend Teenager-Filme mit ihrem Versprechen von Intrigen und Dramen gesehen, nur um schließlich neben einem Tisch voller Jungen zu sitzen.

Sie deuteten auf mich, lachten und riefen so laut, daß ich es verstehen konnte: »Was in aller Welt ist *das*?« – »*Das* ist das häßlichste Mädchen, das ich je gesehen habe.« Ich wußte tief im Inneren, daß ihre Bemerkungen nichts mit mir zu tun hatten, daß es ihnen nur darum ging, vor ihren Freunden cool zu erscheinen. Aber diese Jungen hier waren älter als die Jungs auf der Elementary School. Und zum ersten Mal wurde mir bewußt, daß sie mich auf meine Eignung als Freundin hin taxierten. »Ich wette, David möchte sie küssen. Nicht wahr, David?« – »Yeah, in Ordnung, und danach werde ich das Arschloch deiner Mutter küssen.« – »Woher weißt du, was was ist?«

Anfangs tat ich so, als hätte ich nichts gehört. Aber das schien sie nur mehr anzuspornen. In den Fluren, wo ich ähnlichen Angriffen von anderen Kids ausgesetzt war, schaute ich einfach nur auf den Boden und ging schneller. Aber in der Kantine war ich ein leichtes Opfer. Jeden Tag spielte sich das gleiche ab: Kaum hatte mich die Gruppe Jungen erspäht, setzte sie sich bewußt in meine Nähe, selbst wenn ich mich zu tarnen versuchte, indem ich mitten in einer anderen Gruppe saß. Mit der Zeit wurden sie mutiger, und ich konnte hören, wie sie planten, jemanden zu schicken, der sich mir gegenübersetzen sollte. Und so ging es weiter: Jedesmal, wenn ich von meinem Essen aufblickte, sah ich mich einem Jungen gegenüber, der verlegen, mit hängenden Schultern, auf einem roten Plastikstuhl saß und mich erst unschuldig nach meinem Namen fragte und dann wissen wollte, wie ich so häßlich geworden sei, woraufhin die ganze Gruppe losprustete und mein siegreicher Inquisitor wieder zurück zu seinem Platz spazierte.

Nach nur zwei Wochen konnte ich es nicht mehr aushalten und ging zu meinem Schulberater, um mich zu beschweren. Ich dachte, er würde mir anbieten, ihnen einen Verweis zu erteilen, doch statt dessen fragte er mich, ob ich lieber in seinem Büro essen würde. Überrascht sagte ich ja. Und so aß ich für den Rest des Jahres in seinem Privatbüro, wann immer ich die Schule besuchte. Jeden Tag wartete ich darauf, daß er, seine Kollegen und Kolleginnen und die Sekretärinnen in die Mittagspause gingen. Dann spazierte ich durch das leere vordere Büro in sein Privatbüro, schloß die Tür hinter mir und setzte mich hin. Während ich das Essen aus der braunen Papiertüte aß, die in der Stille laut knisterte, schaute ich mir die Zeichnungen an, die seine kleinen Kinder gemacht hatten. Sie waren mit Klebeband an der Wand neben seinem Schreibtisch befestigt; einfache Zeichnungen, auf denen der Himmel eine blaue Linie in der Nähe des oberen Blattrandes und das Gras eine grüne Linie in der Nähe des unteren war und Menschen so groß wie Häuser waren. In diesem Büro fühlte ich mich sicher und geschützt, aber auch einsam. Und zum ersten Mal identifizierte ich die Quelle meines Unglücks mit der Tatsache, daß ich häßlich war. Ein paar Wochen später verließ ich die Schule, um die Chemotherapie wiederaufzunehmen, und das erste Mal war ich fast froh darüber.

Mein Innenleben wurden immer makabrer. Die Erinnerungen an Vietnam waren noch frisch, und auf jedem Bildschirm, in jeder Zeitung sah man Schreckensbilder aus Kambodscha. Ich sagte mir immer wieder, wie gut ich es im Vergleich zu den Menschen dort hatte; was für ein Wunder es war, Essen, Kleidung und ein Dach über dem Kopf zu haben und von niemandem gefoltert zu werden. Ich sagte mir, welche Dummköpfe diese Jungs in der Schule doch waren; was für ein stupides, ahnungsloses Leben sie führten. Wie konnten sie glauben, daß ihr Leben so wichtig sei? Wußten sie nicht, daß sie alles von einer Sekunde zur anderen verlieren konnten, daß sie nicht alles Gute und Lohnende als selbstverständlich nehmen konnten, weil Schmerz und Grausamkeit früher oder später auf der Bildfläche erscheinen konnten und würden? Ich bombardierte und quälte mein eigenes Recht auf Leid, hungerte es regelrecht aus.

Ich besaß die Fähigkeit, meinem Schmerz vorübergehend durch die Phantasie zu entfliehen; und ich besaß auch die Phantasie, mich Wahrheiten zu lehren, indem ich die Welt um mich herum betrachtete. Doch mir fehlte die Klarheit der Phantasie, um mir das komplizierte und notwendige Recht auf Leiden zuzugestehen. Ich behandelte die Verzweiflung in hierarchischen Begriffen: Falls es auf der Welt noch einen bedeutenderen Schmerz als den meinen gab, bedeutete das, daß mein eigener Schmerz geleugnet werden mußte. Ich glaubte, die Tatsache akzeptieren zu müssen, daß ich häßlich war, und daß es nicht richtig war, deswegen verzweifelt zu sein.

Wieder einmal rückte Halloween heran, und obwohl ich wegen einer Injektion, die man mir ein paar Tage zuvor verabreicht hatte, noch ein wenig benommen war, bat ich meine Mutter, mich nach draußen gehen zu lassen. Ich setzte eine Hexenmaske aus Plastik auf und stürzte mich mit Teresa in den Trubel. Ich spazierte durch die Straßen, plötzlich mutig und frei, denn niemand konnte mein Gesicht sehen. Ich spähte durch die ovalen Augenschlitze und stellte fest, daß kein Mensch mich anstarrte, bereit, einen Witz über mein Gesicht zu machen. Ich atmete die dichte, nach Plastik riechende Luft ein und stellte mir vor, ich würde Normalität einatmen; stellte mir vor, daß die Welt aus dieser Freiheit, diesem Wohlgefühl bestand und daß die anderen Menschen sich immer so fühlten. Wie auch nicht? Wie konnten sie nicht die Freude verstehen, verspüren, die es bereitete, die Straße entlangzugehen, ohne Angst davor haben zu müssen, gehänselt zu werden? In der Annahme, daß die anderen sich die ganze Zeit über so fühlten, brandmarkte ich erneut mein Gesicht als das Hindernis, das mich von den anderen trennte; als greifbares Element; als das, was mit meinem Leben und mit mir nicht stimmte. Als ich die Maske schließlich zu Hause abnahm, war ich traurig und erleichtert zugleich. Traurig, weil ich mich wie ein Bettler gefühlt hatte, der für ein paar kurze Stunden in den Kleidern eines Prinzen herumstolziert war, und weil es mir so gefallen hatte. Erleichtert, weil ich keine Beziehung zu dieser Art Glück hatte: Ich verdiente es nicht und sollte es mir deshalb auch nicht wünschen. Es war leichter, wieder in meine Depression zu versinken und mein Gesicht für alles verantwortlich zu machen.

Hanna war eine der Putzfrauen in Dr. Woolfs Büro und richtig alt, wenigstens kam es mir so vor. Sie trug sommers wie winters eine Strickjacke. Ihr Domizil war ein länglicher Raum, nur ein paar Türen von Dr. Woolfs Büro entfernt. Dort hielte sie sich auf, wenn sie nicht gerade Flurböden putzte oder Metallgegenstände desinfizierte. Ich schätzte diesen Raum, weil er hellblau gestrichen und nicht so wie die anderen Zimmer war, in denen ein Übelkeit erregendes Grün vorherrschte. Im letzten Jahr der Chemotherapie wurde ich immer schwächer, und manchmal kam mir nach der Behandlung der Weg um die wenigen Häuserblocks bis zum Parkplatz unüberwindlich vor. An besonders schlimmen Tagen überließ mich meine Mutter Hannas Obhut, während sie den Wagen holte. Dann setzte mich Hanna auf einen Stuhl, der neben einem kleinen Tisch stand, auf welchem sich ein Kessel und einige Tassen befanden – eine kleine Insel, die nur ihr allein gehörte und auf der sie ihre Pausen verbrachte.

Die Routine änderte sich nie. Jedesmal ging sie vor mir in die Hocke und fragte: »Wie fühlst du dich?« Ich schaute ihr in die Augen und berichtete ihr pflichtgemäß: »Meine Nase tut weh.«

Es war für mich stets eine Erleichterung, ihr diesen Schmerz eingestehen zu können. Später sollte ich entdecken, weshalb die Chemotherapie meine Nebenhöhlen beeinträchtigt hatte. Doch soweit ich das sagen kann, schien Hanna damals die einzige gewesen zu sein, die dieser seltsamen Beschwerde Glauben schenkte. Sie nickte stets mitfühlend und bot mir eine Tasse Tee an, das letzte, nach dem ich verlangte. Ich lehnte sie dankend ab. Dann saßen wir einfach nur herum und starrten einander an, während wir darauf warteten, daß meine Mutter auftauchte. Ich wußte, daß sie mir außer einer Tasse Tee nichts anbieten konnte. Aber ihr Blick beruhigte mich. Normalerweise verachtete ich die Blicke der anderen, aber mit Hanna fühlte ich mich kameradschaftlich verbunden. Ich stellte mir vor, daß diese unwissenden Ärzte unser beider kleines Leben unglücklich machten. Ich war wohl nur ein weiteres krankes Kind; eines von vielen, die in und aus dem Gebäude strömten. Aber ich hatte eine stillschweigende Beziehung zu jemandem entwickelt; zu jemandem, dessen Leben genauso schwierig war, wie ich meines empfand. So krank ich mich auch manchmal fühlte, ich genoß es stets, mit ihr in diesem Raum zu sitzen und mir vorzustellen, wie unser beider Leben ruhig weiterzuckelte, wie zwei nebeneinander fahrende Züge, zwei Züge mit ähnlichen Routen, aber verschiedenen Zielen.

Wenn ich mit Jan oder Teresa spielte, meinen Freundinnen aus jener Zeit, die jetzt unwiederbringlich *Vorher* hieß, behandelten sie mich genauso wie früher, wenn auch manchmal mit einem Zartgefühl, das uns allen unangenehm und unnatürlich vorkam. Sie fragten mich über die körperliche Seite aus; erkundigten sich, wie weh es tat, weshalb ich so dünn war, wann meine Haare wieder wachsen würden. Und ich liebte es, ihre Fragen ausführlich und mit Ausschmückungen zu beantworten. Ein Drittel dieser Antworten war von der Liebe des Aufschneiders zu einer guten Geschichte geprägt; ein Drittel von meinem intuitiven Wissen, daß sie es niemals verstehen würden, wenn ich ihnen sagte, wie es wirklich war; und das letzte Drittel davon, daß ich selbst die meiste Zeit nicht genau wußte, wie es war. Ich erkannte, daß mein Leben dem Leben eines Menschen ähnelte, der nach Filmbeginn verlegen in den Kinosaal stolperte. Ich spürte, daß in der Anfangsszene etwas Wichtiges enthüllt worden war; ein bedeutsames Wissen, in das alle eingeweiht waren; ein Wissen, das mir vorenthalten wurde.

Ich konnte mich mit wohlmeinenden Nachbarn unterhalten, die übliche Reihe der höflichen Fragen über meine Gesundheit beantworten, obwohl mir durchaus bewußt war, wie sehr sich diese Gespräche von jenen unterschieden, die ich mit meinen Freunden auf Station 10 führte, meinen Freunden von *Nachher*. Menschen, die nicht krank waren oder nicht im täglichen Strom des Krankenhauslebens schwammen, hatten ihre eigenen Vorstellungen davon, wie es ist, krank zu sein. Es schien unmöglich, ihnen zu sagen, wie es wirklich war; und sie darüber aufzuklären erschien mir nicht besonders wünschenswert.

Ich empfand meine Krankheit als eine Decke, die die Welt über mich geworfen hatte; von außen konnte man nur einen ununterscheidbaren Klumpen erkennen. Und irgendwann, irgendwie hatte sich die Decke in ein Zelt verwandelt, unter dem ich fast glücklich kampierte. Ich wußte nicht, wie mein Leben hätte sein sollen, nur, wie es war. Was jedoch nicht bedeutete, daß ich wirklich glücklich war, wenigstens nicht gemäß der normalen Definition des Wortes. Obgleich ich von jenen apokalyptischen Gedanken abhängig war, die meine Lage relativierten, umgaben sie mich mit einer eher depressiven Aura. »Hör um Himmels willen auf, die ganze Zeit so morbide zu gucken«, das wurde im Familienkreis zu einem geflügelten Wort. Sobald jemand um mich war, war ich unfähig, etwas anderes als ein depressiver Klumpen zu sein. Nur wenn ich ganz für mich allein war, tauchte meine Fähigkeit, das Leben zu genießen, wieder auf.

Lange Zeit war jeder Wochentag für mich nur eine lange, fürchterliche Rutschbahn in Richtung Freitag, und ich zählte die Tage, die mich noch von der nächsten Injektion trennten. Jeden Freitagabend und den größten Teil des Samstagvormittags verbrachte ich damit, mich zu übergeben. Ich war jetzt eine Expertin im Erbrechen. Samstagabend ließ der Brechreiz nach, wenn auch nur, damit ich Muße hatte, mich auf meine starken Kopfschmerzen zu konzentrieren. So kam es mir wenigstens vor. Sonntag mußte ich mich kaum noch übergeben, und obwohl mein Kopf immer noch schmerzte, gab es Augenblicke der Erleichterung, eine Gnadenfrist, stets gegen Abend, die anzeigte, daß der Schmerz in mehr oder weniger als vierundzwanzig Stunden aufhören würde.

Ich wußte nie genau, wann. Es überraschte mich jedesmal. Normalerweise erforderte der Gang auf die Toilette eine gewisse mentale Vorbereitung. Ich mußte die Decke langsam, ganz langsam wegziehen und mich so drehen, daß ich mich aufsetzen konnte. Das hieß, ich mußte meinen Körper in eine senkrechte Position bringen und gleichzeitig die Füße vorsichtig auf den Boden stellen. Ich wußte, daß mir schrecklich schwindlig, daß mein Magen rebellieren würde, sobald ich aufstand, und war so sehr damit beschäftigt, mich darauf vorzubereiten, daß ich ganz verwirrt war, wenn es nicht eintraf. Ich stand auf, in der Erwartung, mich entsetzlich zu fühlen, und bekam statt dessen einen Eindruck davon, wie es ist, wenn man sich nicht entsetzlich fühlt. Ich wußte aus teuer erkaufter Erfahrung, daß ich es stets bis zur Toilette schaffte – obgleich ich mich normalerweise zu diesem Zeitpunkt entsetzlich fühlte –, daß die Möglichkeit des Gesundseins in meinem Körper existierte und schließlich zurückkehren würde.

Jede Woche stellte ich beim ersten Anzeichen der zurückkehrenden Stärke fest, daß Freude für mich in negativen Begriffen gemessen werden konnte; an dem, was mir fehlte; an Schmerz und Schwäche. Ich entdeckte, daß ich das größte Glück nicht unter Mühen erlangen mußte, sondern daß ich es bereits besaß, daß es mir tief und tönend innewohnte und daß man es entdeckte, wenn man die Wände des Schmerzes, die es umgaben, versetzte. Mir war bewußt, daß diese Wände in mir waren, und ich erkannte, daß die meisten Menschen, die niemals über längere Zeit tiefen körperlichen Schmerz erfahren haben, es nicht wissen, nicht wissen können.

Ich betrachtete andere Menschen kritisch und mitfühlend zugleich. Weshalb konnten sie nicht aufhören, so viel zu klagen? Weshalb konnten sie nicht einfach loslassen und erkennen, wie gut es ihnen eigentlich ging? Es kam mir so vor, als warteten alle Menschen nur darauf, daß etwas geschah, was ihnen erlaubte, sich weiterzubewegen, zu jenem Ort zu gelangen, an dem sie ihrer Meinung nach sein wollten. Alle schienen auf einen unbestimmten zukünftigen Augenblick zu warten; auf jenen Augenblick, in dem sie ernstlich anfangen würden zu leben. Jeder, angefangen von meiner Mutter bis hin zu den Gestalten in den Romanen, die ich las – die für mich genauso wirklich und wichtig waren wie reale Personen –, blickte immer nur auf das Leben des anderen, war neidisch darauf und wünschte sich, es in Besitz nehmen zu können. Ich wollte, daß sie damit aufhörten; daß sie erkannten, wieviel sie bereits besaßen; daß sie erkannten, daß sie gesund und stark waren. Ich malte mir aus, wie mein Leben wäre, wenn ich nur die Hälfte ihres Glückes hätte, nur um schließlich festzustellen, daß ich genau den Fehler machte, den ich den anderen ankreidete. So klar ich auch denken konnte, manchmal kam es mir vor, als sei der einzige Grund für diese Klarheit die Einsicht, wie überkritisch ich mein eigenes Leben betrachtete.

Einmal, während einer Woche intensiver Chemotherapie gegen Ende jener zweieinhalb Jahre, schickte man mich auf eine andere Station, da Station 10 bereits belegt war. Meine Zimmergefährtin war ein Mädchen, das von einem Eissegler überfahren worden war. Die scharfen Kufen hatten ihre Eingeweide durchtrennt, und die Ärzte hatten sie wieder zusammengenäht. Sie bekam eine Menge Aufmerksamkeit; viele Telefonanrufe von besorgten Verwandten und Schulfreundinnen. Ich war ein bißchen eifersüchtig auf sie, aber gleichzeitig verachtete ich sie auch ein wenig, weil sie ihren Unfall für meinen Geschmack ein bißchen zu ernst nahm. Schließlich lebte sie noch, oder? Sie hatte erst eine Operation hinter sich. Vielleicht würde sie nächste Woche noch einmal operiert, aber dann hätte sie es hinter sich. Weshalb also dieser Riesenwirbel?

Es war spätabends, in jedem Krankenhaus ein schlechter Zeitpunkt, aber besonders auf dieser Station, die mir nicht unbekannt war und die unter chronischem Personalmangel litt. Auf allen Stationen fehlte es nachts an Personal. Oft standen nur eine Krankenschwester und eine Handvoll Schwesternhelferinnen für alle Patienten zu Verfügung, was besonders ungünstig war, wenn man intravenös ernährt wurde. Sie benutzten damals noch die alten Schmetterlingsspritzen statt der flexiblen Katheterspritzen, die heute in Gebrauch sind. Sie wurden in den Handrücken gesteckt und mit Klebeband an der Haut befestigt. Die Gefahr, sich eine Ader zu durchstechen, war groß, und ich lernte, die betroffene Hand selbst im Schlaf vollkommen still zu halten. Aber noch schlimmer war, wenn das reduzierte Personal es versäumte, regelmäßig die Flaschen am Dauertropfinfusions-Galgen auszutauschen, was zur Folge hatte, daß sie sich im Laufe der Nacht leerten und das Blut in der Spritze gerann. Es gab viele Nächte, in denen ich drei- oder viermal aufwachte, weil eine neue Nadel eingeführt wurde. Meine Adern waren so erschöpft, daß der Arzt, der nicht sonderlich glücklich darüber war, wegen etwas so Trivialem wie dem Anlegen einer Kanüle geweckt worden zu sein, drei-, vier- oder sogar fünfmal stechen mußte, bevor die Flüssigkeit problemlos floß. Ich lernte nicht nur, zu schlafen, ohne mich zu bewegen, aus Angst, die Nadel herauszureißen, sondern auch, in zwei Schichten zu schlafen. Ich wachte regelmäßig auf, um nachzuschauen, wieviel Flüssigkeit sich noch in der Flasche befand.

Als ich in jener Nacht erwachte, warf ich sofort einen Blick auf die Flasche, die von den Lichtstrahlen beleuchtet wurde, die durch das Fenster fielen. Zu meiner Erleichterung war sie noch halb voll. Die Lichtstrahlen durchdrangen die klare Lösung und warfen ein verschnörkeltes Muster auf den Boden. Ich mußte zur Toilette. Ich versuchte abzuschätzen, ob ich es allein schaffen würde – es waren nur wenige Schritte –, und kam zu dem Schluß, daß ich Hilfe brauchte. Ich drückte auf den Rufknopf, bis mir klar wurde, daß es auf dieser Station keinen Summer gab, wie auf den anderen Etagen, sondern nur eine Glühbirne, die draußen über meiner Tür leuchten würde. Ich seufzte. Es war sehr wahrscheinlich, daß in der nächsten Zeit niemand die Birne sehen würde. Ich wartete.

Ich wartete und wartete und versuchte sogar zu schreien, aber es schien unmöglich, daß meine Stimme so weit reichte. Meine Zimmergenossin schlief geräuschvoll. Sie stand noch unter der Wirkung der Beruhigungsmittel, die man ihr heute morgen vor der Operation verabreicht hatte. Ich sah ihren offenen Mund, die dicken Backen, das zur Decke gerichtete Gesicht, die lockigen Haare.

Sie hatte mir gestern beim Essen lang und breit von der Scheidung ihrer Eltern erzählt und daß ihr Vater sie jedes Wochenende abholte, um etwas mit ihr zu unternehmen. An diesem Wochenende seien sie zum Eissegeln gefahren. Sie sprach mit einer passiven, aber traurigen Stimme davon. Während sie operiert wurde, hörte ich zu, wie sich ihre Mutter mit ihrem Vater stritt und ihm die Schuld an dem Unglück gab. Er brüllte zurück und gewann, wenigstens meiner Meinung nach. Sie alle schienen sehr beeindruckt von den Problemen zu sein, die es in ihrem Leben gab: Da waren die Scheidung, ihre Auseinandersetzungen und ihre Tochter, die die getrennte Aufmerksamkeit ihrer Eltern verlangte. Wer wird je verstehen, wie eifersüchtig ich war?

Ich wartete immer noch auf die Schwester. Ich weiß nicht, wieviel Zeit vergangen war. Aber es wurde allmählich dringend, und ich mußte eine Entscheidung treffen: aufstehen und gehen oder ins Bett pinkeln. Ich hatte mich schon einmal in einer ähnlichen Lage befunden. Damals, als mein Vater vorübergehend arbeitslos und ich von einer staatlich-medizinischen Versicherung übernommen worden war, hatte man mich in einen ganz anderen Teil des Krankenhauses eingewiesen, in eine riesige, offene Station, die unter einem beunruhigenden Personalmangel litt. Ich rief immer wieder nach einer Schwester oder einer Helferin. Doch schließlich konnte ich es nicht mehr aushalten und pinkelte ins Bett, was mir große Erleichterung verschaffte. Ich lag dort in meinem eigenen Urin, bis er kalt geworden und durch alle Laken gedrungen war, bevor endlich eine Frau mit einer Bettpfanne hereinspaziert kam;

ein Bild, das zum Lachen reizte. Sie schaute mich mißbilligend an und sagte, sie würde jemand zum Lakenwechseln vorbeischicken. Zehn Minuten später tauchte eine Frau auf und blickte mich überrascht an. Sie fragte mich, wie alt ich sei. Als ich erwiderte, ich sei elf, schüttelte sie den Kopf und sagte, als sie gehört habe, daß jemand ins Bett gemacht habe, hätte sie angenommen, es handle sich um ein Baby.

Ich wollte eine derart peinliche Situation nicht noch einmal erleben. Wenn ich nur stark genug wäre, sagte ich mir, könnte ich es bis zur Toilette schaffen. Das Aufsetzen war nicht so schwer. Die Füße auf den Boden gleiten zu lassen bereitete keine Schwierigkeiten, solange es langsam vonstatten ging. Ich hielt mich am Tropf-Galgen fest, der leider auf der falschen Seite stand, was meine Reise verlängerte, und schickte mich an, die sieben oder acht Schritte bis zur Toilette zurückzulegen. Ich kam am Fußende meines Bettes vorbei. Selbst um diese Zeit war noch Verkehrslärm zu hören. Meine schlafende Zimmergenossin atmete schwer, schnarchte fast, aber nur fast, während meine Infusionsflasche unüberhörbar gegen den Metallgalgen stieß, den ich vor mir herschob. Ich näherte mich dem Fußende ihres Bettes und war fast schon daran vorbei, als mir klar wurde, daß ich es niemals bis zur Toilette schaffen würde. Ich war erschöpft. Ich mußte mich setzen. Aber der einzige Stuhl war noch weiter entfernt als die Toilette oder mein Bett. Müdigkeit und ein schleichender Schmerz übermannten mich derart, daß ich den eigentlichen Grund meiner Reise ganz vergaß. Konnte ich es bis zu meinem Bett schaffen? Es war zu weit. Plötzlich hatte ich Angst, ohnmächtig zu werden. Ich ging in die Hocke. Mir war bewußt, daß es die gleiche Stellung war, wie sie die vielen hockenden, bis aufs Skelett abgemagerten Gestalten auf jenen unzähligen Bildern über Hungersnöte einnahmen, die ich in den Nachrichtenmagazinen stets so aufmerksam studiert hatte. *Mir geht es gut*, sagte ich, *mir geht es gut.*

Ich hatte angenommen, wenn ich nur lange so hocken blieb und mich ausruhte, würde ich mich genügend erholen, um es bis zum Bett zu schaffen, das nur ungefähr einen Meter fünfzig weit entfernt stand. Aber es hätten auch hundertfünfzig Kilometer sein können. Meine Knie begannen zu schmerzen, und aus Furcht, ich könne selbst in dieser Hockstellung noch umfallen und mir dabei die Nadel herausreißen, ließ ich mich vorsichtig auf dem harten Boden nieder. Meine Hüftknochen und die Ellbogen begannen zu schmerzen. Würde jemand kommen und nach mir schauen, wenn ich hier nur lange genug liegenblieb? Schließlich war ja das Licht über der Tür noch an. Was würden sie denken, wenn sie mich hier liegen sähen? Möglicherweise täte ich ihnen leid, vielleicht würden sie mich auf ihren Armen in mein Bett tragen, eine Hand beruhigend auf meine Stirn legen und mir süße und tröstende Worte ins Ohr flüstern.

Bis zu diesem Augenblick glaubte ich an das Drama meines Lebens, an die dramatischen Möglichkeiten, die meine Tragödie heraufbeschwor. Nur daß jetzt der Boden kalt war, und zwar so kalt, daß ich keine Lust mehr hatte, auf dem Boden zu liegen, obwohl es eine herkulische Anstrengung erfordern würde, wieder aufzustehen und jede tröstliche Phantasie über meine Hilflosigkeit und den Mangel an Verantwortung aus meinem Kopf zu verbannen. Der Boden war kalt, und ich war es leid, auf jemanden zu warten, der mich aus meiner mißlichen Lage befreite. Zum ersten Mal dämmerte mir, was der Mensch mit seiner elf Stockwerke unter mir in Metalle geritzten Nachricht *Sei jetzt hier* gemeint haben könnte. Ich spürte einen unergründlichen Frieden, eine grenzenlose Ruhe in mir. Ich kam zu dem Schluß, daß es eine reine Willenssache war; daß ich es schaffen konnte, wenn ich mich nur richtig konzentrierte. Und ich schaffte es. Ich brauchte lange und konnte mich an nichts mehr erinnern, als ich wieder im Bett lag. Ich muß augenblicklich eingeschlafen sein, nur um kurze Zeit später von einer Schwesternhelferin aus dem Tiefschlaf gerissen zu werden. Wenigstens hatte jemand auf das Licht reagiert.

»Ist dir klar, daß es nur noch sechs Wochen sind?« fragte mich meine Mutter eines späten Donnerstagnachmittags, während sie das Essen vorbereitete.

»Was?«

»Die letzte Serie von Injektionen. Nur noch sechsmal, dann ist alles vorbei. Was für eine Wohltat! Du mußt überglücklich sein.«

Ich war entsetzt. Vorbei? Es ist fast vorbei? Ich starrte sie sprachlos an. Dann sagte ich: »Gott sei Dank«, ein Wort, das meine Mutter ständig im Mund führte.

Ich ging in mein Zimmer und legte mich völlig verwirrt auf das Bett. Warum war ich nicht überglücklich? Ich war jetzt fast dreizehn Jahre alt. Ich hatte mit zehn mit der Chemotherapie angefangen und erinnerte mich kaum noch daran, wie das Leben davor gewesen war. Keine Spritzen, kein Dr. Woolf, kein Erbrechen mehr. Ich hatte Angst; und ich hatte Angst, weil ich Angst hatte. Warum war ich nicht so glücklich, wie ich es eigentlich hätte sein sollen? Was stimmte mit mir nicht? Ich wollte doch nicht weitermachen, oder? Nein, ich wollte nicht damit weitermachen, aber ein Leben ohne, ein Leben nach der Chemotherapie schien mir unvorstellbar. Verwirrung machte sich im Zimmer breit, und obwohl es mir schwerfiel, es vor mir selbst zuzugeben, war mir klar, daß ich Angst vor dem Ende der Chemotherapie hatte; Angst davor, daß sich alles ändern würde. Dann wäre ich nichts Besonderes mehr, und niemand würde mich lieben. Wie würde man ohne die Arena der Chemotherapie, in der ich mich beweisen konnte, wissen, daß ich es wert war, geliebt zu werden? Aber wie konnte ich mir jemals wünschen, daß die Chemotherapie weitergehen würde? Ich lag mit schwirrendem Kopf auf meinem Bett. So verwirrt war ich noch nie gewesen.

Ich zählte wie besessen die Tage. Noch achtunddreißig Tage bis

146

zur letzten Spritze. Noch zweiunddreißig Tage. Fünfzehn. Drei Tage und achtzehn Stunden. Noch vierundzwanzig Stunden und neunzehn Minuten. Drei Stunden. Noch sechzehn Minuten. Jetzt. Ich ging in Dr. Woolfs Büro: Es hatte sich nicht das geringste verändert. Draußen war es ein wenig grau und kühl, aber nicht kalt. Dr. Woolf telefonierte wie üblich und sprach gleichzeitig mit fünf verschiedenen Personen. Das zweite Mal in zweiundeinhalb Jahren schaute ich mir die Spritzen in der Schale an. Es waren zwei. Eine davon war mit einer hellroten Lösung gefüllt, die Farbe von Cool Aid. Ich schaute zu, wie Dr. Woolf die Nadeln einsetzte, und beobachtete, wie er sorglos mit den Spritzen im Zimmer umherspazierte. Er telefonierte immer noch, aber mit jemand anderem. Dann beendete er das Telefonat, legte die Staubinde an und rieb mit einem alkoholgetränkten Wattebausch über meinen Arm. Wie gewöhnlich fand er nicht auf Anhieb eine passende Ader. Aber beim dritten Versuch hatte er Erfolg.

Die Hitzewallungen setzten ein, gefolgt vom vertrauten Brechreiz, und ich gab unter Schmerzen nichts als die Thorazin-Pille von mir, die man mir eine Stunde vorher gegeben hatte. Sie sollte gegen Übelkeit helfen, aber jede Woche erbrach ich sie: Da war sie wieder und fiel, halb aufgelöst, in die Schale. Langsam wurde mir bewußt, daß ich nicht weinte. In den vergangenen Monaten hatte ich eigentlich kaum noch geweint. Was nicht heißen soll, daß ich weniger weinte, ich kontrollierte es nur stärker. Nicht zu weinen war die oberste Pflicht meiner Besuche in der Chemotherapie-Klinik. Ich spürte absolut nichts. Meine Mutter lobte mich, weil ich so brav war. Ich schaute sie und das wunderschöne Fenster hinter ihr an. Dann blickte ich automatisch wieder auf meinen Arm, auf Dr. Woolfs riesige Hände, die die Spritzen wechselten. Nichts. Ich spürte nur Leere. Selbst der übliche Schmerz machte einen Umweg um mich. Er schien mehr zum Zimmer als zu mir zu gehören, und selbst dort schien er unpassend zu sein, wie ein plumpes Möbel.

Dann war es vorbei. Meine Mutter unterhielt sich mir Dr. Woolf. Ich konnte sie nicht verstehen, obwohl sie genau neben mir standen. Statt dessen starrte ich zur Decke. Die Farbe blätterte ab, und rechts von mir befand sich ein Wasserfleck. Seltsam, dachte ich, die ganze Zeit hast du dich hier umgeschaut und noch nie nach oben geblickt. Hatte ich mir die Decke nie angeschaut, oder hatte ich sie ein dutzendmal gesehen, nur um sie heute *richtig* zu sehen? Meine Mutter beendete das Gespräch mit Dr. Woolf und wandte sich an mich, nur um selbst, meiner Blickrichtung folgend, wortlos nach oben zu schauen, bevor sie mir vom Tisch half. Sie ging fort, um den Wagen zu holen, und ich wurde in Hannas Zimmer geführt. »Wie fühlst du dich?« fragte sie. Ich fing an zu weinen. Anfangs nur wenig, aber bald schon ging das Weinen in Schluchzen über. Mein ganzer Körper bebte. Ich versuchte, den Tränen Einhalt zu gebieten, aber sie waren außer Kontrolle geraten, und so ließ ich ihnen freien Lauf. Hanna beugte sich über mich und legte mir für eine Sekunde, nur für eine Sekunde, den Arm um die Schulter. Dann zog sie ihn zurück, richtete sich auf, stand ein paar Augenblicke mit über dem Bauch gefalteten Händen da, bevor sie mir ungefragt die Tasse Tee bereitete, die sie mir all die Jahre angeboten hatte. Trotz der Schluchzer, die immer lauter wurden, hörte ich das Wasser im Elektrokessel kochen. Meine Lungen taten schon weh, und obwohl ich es nicht für möglich gehalten hätte, weinte ich noch lauter.

Minuten später reichte Hanna mir einen Teebecher, auf dem die Freiheitsstatue zu sehen war. Während ich ihn in der Hand hielt, weinte ich unvermindert weiter, achtete jedoch darauf, den Tee nicht zu verschütten. Mein Kopf hämmerte. Dann wurde mir langsam klar, daß es nachließ. Plötzlich war ich sehr müde; aber richtig müde, nicht erschöpft, wie sonst. Als meine Mutter zurückkam, weinte ich nicht mehr; nicht, weil ich es mühsam unterdrückt hatte, sondern weil die Tränen ihren natürlichen Verlauf genommen hatten. Wir verabschiedeten uns von Hanna und gingen. Nicht einer von den Fußgängern, die mit gesenkten Köpfen gegen den kalten Wind ankämpften, schien zu bemerken oder sich dafür zu interessieren, daß sich dieser Tag von den anderen unterschied.

Kapitel 8

Wahrheit
und Schönheit

Obwohl meine Haare wieder wuchsen, trug ich weiterhin meinen kleinen weißen Matrosenhut. Eine reine Sicherheitsmaßnahme. Ohne ihn kam ich mir nackt vor. Ich versuchte zwar, nicht soviel daran zu denken, aber ich war immer noch der Meinung, daß meine Häßlichkeit auf mein fehlendes Haar zurückzuführen war. Es war nicht lang genug, es war noch zu fein – es gab viele Gründe, den Hut aufzubehalten. In der Schule schwirrten die wildesten Gerüchte darüber herum, was sich wohl unter dem Hut befinden mochte.

Meine Haare waren jetzt etwa zehn Zentimeter lang. Ich wollte gerade mit Susie das Haus verlassen, als mir noch etwas einfiel. Ich drehte mich um, rannte zur Treppe und rief: »Es dauert nur eine Minute. Ich muß noch meinen Hut holen.« – »Du brauchst ihn nicht mehr, Lucy. Deine Haare sind in Ordnung. Nun komm schon«, rief sie mir nach, frustriert darüber, daß wir uns verspäten würden. Ich hielt überrascht mitten auf der Treppe inne, dachte über das Gesagte nach, fuhr mit den Fingern durchs Haar und mußte zugeben, daß sie mehr oder weniger recht hatte. Die Haare waren zwar noch längst nicht so lang wie früher, aber ich kam nicht darum herum: Ich war nicht mehr kahl. Ich drehte mich um und ging mit Susie nach draußen, in die Welt, zum ersten Mal seit Jahren ohne Hut. Draußen wehte eine warme Brise, die mit meinen Haaren spielte und sie zärtlich streichelte. Wir gingen in einen Laden. Die Menschen dort blickten mich zweimal an, wie sie es immer taten, aber niemand nannte mich mehr *Baldy*.

Am nächsten Tag ging ich barhäuptig zur Schule, und niemand ließ ein Wort darüber fallen. Hatte ich unrecht gehabt, als ich meinte, mich hinter meinem Hut verstecken zu müssen? Hatte ich mich geirrt? Abgesehen davon – die Leute starrten mich immer noch an. Obwohl ich es aufgegeben hatte, in der Kantine zu essen, war ich täglich auf den Schulfluren massenhaft unbarmherzigen Anpöbeleien ausgesetzt. Die Mädchen zogen nie über mich her, aber ich bekam aus den Augenwinkeln heraus mit, wie sie mich anstarrten. Wenn ich mich dann umdrehte, schauten sie ganz schnell weg und taten so, als dächten sie angestrengt über etwas anderes nach. Die Erwachsenen, denen ich außerhalb der Schule begegnete, starrten mich ständig an. In den Läden spielte ich mit ihnen und tat so, als sei ich völlig darin vertieft, eine Ware zu begutachten, nur um dann den Kopf schnell zur Seite zu drehen und sie dabei zu ertappen, wie sie sich verlegen abwandten. Am meisten Angst hatte ich vor Jungengruppen. Ich verzog mich mit Freuden in jeden leeren Türeingang, sobald ich einer Gruppe ansichtig wurde, die nach Schwierigkeiten aussah. Es war leicht, potentielle Missetäter auszumachen: Sie hatten einen ganz bestimmten wiegenden Gang.

Ich war froh darüber, nicht mehr in der vertrauten und wohlgeordneten Krankenhauswelt leben zu müssen. Aber die Freude währte nicht lang. Die Strahlenbehandlung hatte meinen Zähnen stark zugesetzt, besonders den unteren. Sie mußten fachärztlich behandelt werden, wenn sie gerettet werden sollten. Was wiederum bedeutete, daß wir, nur wenige Monate nachdem ich naiverweise angenommen hatte, ich hätte dem *Columbia Presbyterian Hospital* auf immer Lebewohl gesagt, wieder damit anfingen, ein- oder zweimal die Woche in die Stadt zu fahren. Und das zwei Jahre lang. Die Zahnklinik lag in einem anderen Teil des Kranken-

152

hauses. Um zu ihr zu gelangen, mußten wir jedoch jenen Hinterhof überqueren, den man von Dr. Woolfs Bürofenster aus überblicken konnte. Irgendwo in der Nähe war auch die Krankenhauswäscherei untergebracht. Von dem Geruch, der ihr entströmte und den ich mit dem Gang zu Dr. Woolf assoziierte, wurde mir jedesmal ein wenig übel.

Die Zahnbehandlung hatte den Vorteil, daß ich nicht zur Schule gehen mußte. Damals haßte ich die Schule und erzählte ständig Lügen über meine Gesundheit, nur um nicht hingehen zu müssen. Alles, nur nicht jeden Tag mit diesen Jungen konfrontiert werden. Glücklicherweise war meine Mutter recht entgegenkommend, und im nachhinein betrachtet, grenzte es an ein Wunder, daß ich trotz meines Abwesenheitsrekords in die achte Klasse versetzt wurde.

Wegen der zahlreichen Behandlungen, von denen sich wenigstens ein Dutzend um Wurzelkanäle drehte, hatte ich die meiste Zeit starke Schmerzen, weshalb man mir Kodein verschrieb. Wir bewahrten die wiederauffüllbare Pillenflasche im Küchenschrank auf. Es dauerte nicht lange, bis ich ständig Pillen schluckte, selbst wenn ich keine Schmerzen hatte. Das angenehme, schläfrige Gefühl, das sie einem vermittelten, wurde ein Zustand, auf den ich mich freute. Egal, wie schlecht es mir wegen der Welt und wegen der Stellung ging, die ich in ihr einnahm: dreißig oder vierzig Minuten nachdem ich ein paar Pillen geschluckt hatte, fühlte ich mich sicher und geschützt. Als der angenehme Effekt im Laufe der Monate immer schwerer zu erreichen war, als ein paar Pillen den Schmerz kaum noch zu erreichen schienen, begann ich, immer mehr davon zu nehmen. Mir war bewußt, daß ich mehr nahm, als ich sollte. Ich schluckte bis zum Vierfachen der regulären Dosis und bat abwechselnd meine Mutter oder meinen Vater, den Pillenvorrat aufzufüllen, um so meinen hohen Verbrauch zu verbergen. Sie bemerkten beide, daß der Pillenvorrat sehr schnell zur Neige ging, glaubten jedoch, meine Brüder würden heimlich daran teilhaben. Das Ganze hatte ein abruptes Ende, als meine Mutter mich eines Tages dabei ertappte, wie ich mir nicht weniger als das Achtfache der verschriebenen Dosis in die Handfläche schüttete. Von da an mußte ich mich mit Aspirin begnügen.

Die Unfähigkeit, meinen Mund weit aufzumachen, stellte für jeden Menschen ein Problem dar, der meine Backenzähne behandeln wollte. Man beschloß, mich ins Krankenhaus einzuweisen, um die ganze Backenzahnbehandlung auf einmal hinter sich zu bringen, während ich in Vollnarkose war. Die Idee gefiel mir, nicht nur wegen der weiteren schulfreien Tage. Der Gedanke, operiert zu werden, erschien mir reizvoller als die Vorstellung, hellwach in einem dieser schrecklichen Zahnarztstühle sitzen zu müssen.

Es war meine fünfte Operation; eine Zahl, die mir damals ungeheuerlich vorkam. Eine Schwesternschülerin drückte mir die Hand, so fest, daß das Blut aus den Fingern wich, während eine Krankenschwester mir die Prae-med in die Oberschenkel spritzte. Ich haßte diesen Teil der Routine noch immer, weil danach meine Oberschenkel weh tun würden. Doch noch schlimmer war das Warten darauf, daß die Schwester mit den Spritzen ins Zimmer kam. Am Operationsmorgen wurde ich in aller Frühe von einer Schwesternhelferin geweckt, die einen Operationskittel und ein Fläschchen Betadine auf mein Bett warf. Ich mußte meinen Körper und die Haare mit dieser Jodlösung waschen, den Kittel anziehen und im Bett auf die Schwester mit den Spritzen warten. Es schien eine Ewigkeit zu dauern, während ich von einem stummen Gespräch über die Natur des Schmerzes belästigt wurde, das in meinem Kopf stattfand.

Es bereitete mir Vergnügen, an die Jungen zu denken, die sich in der Schule offen über mich lustig machten, und an die Erwachsenen, die mich anderswo verstohlen anstarrten; es bereitete mir Vergnügen, zu denken, daß sie diesen Schmerz niemals ertragen, daß sie zusammenbrechen würden. Mein Körper war angespannt, und mein Magen revoltierte. Doch ich war überzeugt davon, daß ich, weil ich es nicht zugab und es andere nicht wissen ließ, eine wirkliche Chance hatte, wahrhaft tapfer zu sein und nicht nur so zu tun. Jedesmal, wenn ich Schritte auf dem Flur hörte, wuchs die Angst, und wenn die Schritte verklangen, atmete ich erleichtert auf. Dieser ständige falsche Alarm erhöhte nur meine Angst, da ich wußte, daß das Geräusch der Schritte früher oder später vor meiner Tür enden würde.

Seltsamerweise fühlte ich mich nach dem Einstich erleichtert; die Anspannung wich und schwebte anmutig davon wie Blätter im Herbst. Während die Minuten verrannen, hob mich der süße und seltsame Trost der Spritzen empor und ließ mich durch das Zimmer schweben. Als dann endlich der Krankenpfleger eintraf und mich bat, auf die Bahre zu rutschen, war es, als würde ich jemanden beobachten, der zimperlich den kurzen Kittel am Hochrutschen zu hindern suchte, während er sich ungelenk über das rauhe Laken windet.

Ich erinnere mich, daß ich nach der Operation Blut erbrach und mich schrecklich schwach fühlte, aber auch froh und erleichtert darüber war, daß ich alles hinter mir hatte. Im Aufwachraum schaute eine speziell ausgebildete Schwester alle zehn Minuten nach mir. Ich war zu erschöpft, um genau zu registrieren, was um mich herum vorging. Aber ich genoß die Aufmerksamkeit, die man mir zollte, die kühlen Hände auf meinen warmen Armen, die Art, wie sie meinen Namen mit ihren leisen »Ich-werde-nicht-zu-lassen-daß-dir-irgendetwas-Böses-zustößt«-Stimmen aussprachen, die Vorstellung, daß ich etwas sehr Besonderes war. Doch als ich dann wieder in meinem Zimmer lag, ertappte ich mich dabei, wie ich stundenlang abwechselnd döste und aufwachte, jedesmal entsetzter als vorher darüber, daß niemand bei mir war. Dann dachte ich mir ein paar Vorwände aus, um nach der Schwester läuten zu können, nur, damit jemand zu mir kam. Ich wünschte mir, daß die Operation noch nicht vorbei wäre, daß ich noch immer schlafend auf der Bahre läge, von einem Pulk Menschen umgeben. Es wurde sogar so schlimm, daß es mir, wenn ich zu Hause in meinem Bett lag und mich über irgend etwas aufregte – zum Beispiel über mein Gesicht, das ich haßte –, beim Einschlafen half, wenn ich mir vorstellte, ich läge auf einer Bahre. Dann hörte ich förmlich die Bewegungen der Fremden in den tröstlich vertrauten Uniformen; hörte das ferne Piepsen, bei dem es sich in Wirklichkeit um Herzschläge handelte. Ich hörte die mechanischen Geräusche des Sauerstoffapparates, die anzeigten, daß irgend jemand irgendwo atmete.

Aber ich schämte mich ein wenig dafür, daß ich aus einer Operation emotionalen Trost zog. Eigentlich war es nicht gut, operiert zu werden, oder? Stimmte etwas mit mir nicht, weil es für mich so tröstlich war, wenn man sich um mich kümmerte? Bedeutete es vielleicht, daß ich Operationen mochte und sie deshalb verdiente?

Dank der zahnärztlichen Behandlung verpaßte ich einen Großteil des Unterrichts. Die Anpöbeleien in der Schule waren für mich immer schwerer zu ertragen. Ich hatte angenommen, daß etwas leichter auszuhalten sei, wenn es sich nur oft genug wiederholt. So war es wenigstens mit dem Schmerz. Warum funktionierte es beim Spott nicht? Jedesmal, wenn man sich in der Schule über mich lustig machte, gewöhnlich mehrmals am Tag, schien es nur noch stärker zu schmerzen. Ich war gut darin, einfach nicht hinzuhören, so zu tun, als hätte ich nichts mitbekommen. Aber ich merkte, wie ich mich veränderte, wie ich ängstlicher wurde. Früher war ich immer ein extrovertierter Mensch gewesen, und unter den richtigen Umständen war ich es immer noch. Aber das Zusammentreffen mit anderen Menschen löste jetzt bei mir Angstgefühle aus. Außer dem einen Mal, als ich mich bei meinem Schulberater über die Anpöbeleien beschwerte, sprach ich mit niemandem darüber. Und was konnte ich schon dagegen unternehmen? Ich war häßlich, also machte man sich über mich lustig. Aus irgendeinem Grunde war ich der Meinung, es sei ihr gutes Recht, sich über mich lustig zu machen, einfach, weil ich so häßlich war. Also wäre es besser, wenn ich mich daran gewöhnte. Aber es gelang mir nicht. Egal, wie sehr ich mich auch zusammenriß, die Worte schmerzten jedesmal, wenn sie ihr Ziel trafen. Ich dachte, es würde weniger schmerzen, wenn ich versuchte, die Wahrheit zu verstehen; wenn ich mir eingestehen würde, daß ich häßlich war, um sicherzustellen, daß ich darauf vorbereitet war; daß man mir nichts sagte, was ich nicht schon wußte. Aber das half alles nichts.

Eines Nachmittags mußte ich wegen einer ambulanten Operation ins Krankenhaus. Ein Backenzahn sollte gezogen werden, und ich wurde für ungefähr zehn Minuten außer Gefecht gesetzt. Danach wartete ich im Aufwachraum darauf, daß meine Mutter mich abholte und nach Hause brachte. Sie kam herein, zog mir die blutgetränkte Gaze aus dem Mund und holte erschrocken Luft. Während der Operation waren zwei meiner unteren Vorderzähne teilweise zerstört worden. Jetzt waren dort nur noch zwei sehr häßliche Stummel zu sehen. Wie es schien, hatte man nicht vorgehabt, einem von uns etwas über diese Komplikation zu sagen, und es war nur ein Zufall, daß meine Mutter die Zahnstummel noch im Krankenhaus entdeckte und daraufhin völlig zu Recht vor Wut explodierte. Wie vorauszusehen war, reagierte der Chirurg gönnerhaft darauf. Ein ausgewachsener Kampf umtoste mich, während ich ein wenig benommen und leicht verwirrt dort saß, noch immer angenehm betäubt und in dem schwindenden Summen der Narkose verloren.

Zu Hause wandte sich meine Mutter, immer noch wütend, an mich: »Du wirst morgen nicht zur Schule gehen, wenn du nicht willst. Ich kann verstehen, daß du dich wegen des Zustands deiner Zähne vielleicht nicht so gut fühlst.« Wir schauten uns in die Augen. Etwas war soeben geschehen, aber ich war nicht sicher, was. Ich hatte mir immer gewünscht, allein gelassen zu werden und zu Hause bleiben zu können. Einen Großteil meiner Energie hatte ich dafür verbraucht, meine Mutter davon zu überzeugen, daß ich wegen einer vorgeschobenen körperlichen Unpäßlichkeit zu Hause bleiben mußte. Aber plötzlich wollte ich es nicht mehr. Sie stand dort im Wohnzimmer vor mir, während die Katzen miauend ihr Fressen forderten, das schon längst überfällig war, und bot mir – was? Ihr Mitgefühl? Je mehr ich heute darüber nachdenke, desto sicherer bin ich mir, daß ihr Angebot an mich, zu Hause zu bleiben, ein Versuch war zu verstehen, was sie instinktiv gewußt haben muß. Aber es war zu spät. Ich hatte den Kampf bereits aufgegeben. Ich hatte bereits zu glauben begonnen, was die Jungs in der Schule mir an den Kopf warfen. Ich verstand das Angebot meiner Mutter als eine verletzende Bestätigung dessen, was ich als die unbestreitbare Wahrheit betrachtete: Ich war zu häßlich, um zur Schule zu gehen. Ich hörte faktisch in der siebten Klasse auf, zur Schule zu gehen, wurde aber mit allen anderen in die achte versetzt. Meine Noten waren nur mittelmäßig, und meine Versetzung hatte mehr mit Inkompetenz der Schule als mit meinen wahren schulischen Leistungen zu tun.

Ich genoß diesen Sommer, wie ich noch keinen genossen hatte. Meine Freundin Jan und ich übertrieben unsere Pferdenarrheit maßlos. Wir versuchten die ganze Zeit, so zu tun, als seien wir Pferde, galoppierten in ihrem Garten herum und sprangen über jedes Hindernis, das wir selbst aufgestellt hatten. Der Sieger bekam ein selbstgemachtes blaues Band. Danach knieten wir uns auf die Wiese und forderten einander zum Grasen auf. Der seltsam vertraute und süße Grasgeschmack erfüllte unsere Münder; Gras färbte unsere Vorderzähne grün.

In diesem Sommer bekam Jan von ihren Eltern Reitstunden bezahlt. Ich war sehr neidisch. Meine Eltern konnten es sich nicht leisten. Manchmal lud sie mich ein, mit ihr zu kommen, was ich auch tat, obwohl ich den überlegenen Ton haßte, den sie dabei an den Tag legte. Aber ich ging mit, weil die Gegenwart der Pferde mich überwältigte, meinen Körper mit einem Gefühl erfüllte, das so unmittelbar, so intensiv war, daß ich vor Entzücken fast verging. Ich war jedesmal ganz hingerissen und fürchtete nur das Verstreichen der Sekunden, während ich am Zaun saß und Jan beim Reiten zuschaute. Denn ich wußte, daß jeder Moment endlich war, daß wir schließlich nach Hause gehen mußten und mir nur der wunderbare, torfige Pferdegeruch an den Handflächen bleiben würde. Jan begann damit zu prahlen, daß ihre Eltern ihr ein Pferd kaufen und ihm auf dem Feld neben dem Teich einen Stall bauen würden und sie mich vielleicht, aber nur vielleicht, bei der Pflege helfen lassen würde. Wir verbrachten lange Nachmittage damit, uns einen Namen für das Pferd auszudenken. Ihr fielen nur für meinen Geschmack sentimentale, unoriginelle Namen wie Beauty oder Black ein.

Jan sollte das Pferd nie bekommen. Doch ich bekam in diesem Juni, kurz nach meinem vierzehnten Geburtstag, den Job als Stallhilfe in Diamond D. Es war die perfekte Umgebung für mich. Die anderen Hilfen waren in der Regel ein paar Jahre älter als ich und hauptsächlich Mädchen. Aber es gab auch zwei Jungen: Sean und Ray. Die Mädchen waren nett zu mir und wurden schließlich meine Freundinnen, obwohl ich mich bei ihnen nie völlig frei fühlen und vollkommen ungezwungen geben konnte. Wir entstammten verschiedenen Welten. Sie waren rauh und wild, und das gefiel mir. Sie gaben Kraftausdrücke von sich, die ich selbst von meinen wilden Brüdern noch nicht gehört hatte; und wir hatten Spaß daran, uns so schmutzig wie möglich zu machen. Wenn ich von der Arbeit nach Hause kam, zog meine Mutter mich bereits in der Garage aus. Ich war stolz auf den Schmutz, der mich von Kopf bis Fuß bedeckte, und auf den Schmerz, der von dem, wenn auch vergeblichen, Versuch herrührte, Heuballen hochzuhieven. In diesem Sommer wurde ich braun, mit jedem Tag kräftiger und nahm zu.

Ich liebte die Grundbedürfnisse der Tiere; daß man sie füttern und tränken mußte, egal, wie müde oder erhitzt man war, egal, wie sehr man sich auch verspätet haben mochte. Füttern und Tränken hatten Vorrang und besaßen eine Schlichtheit, die mir bewußt geworden war, als ich während der Behandlung gegen die Schmerzen ankämpfte. Alle unwesentlichen Beschwerden wurden abgestreift, um einen rein körperlichen Kern zu enthüllen; eine Bedeutung, die sich nicht über die Grenzen des Körpers hinaus erstreckte. Sobald sich die Fütterungszeit näherte, wurden die Pferde im Stall nervös. Sie wieherten und traten um sich. Aber nachdem wir sie mit Wasser und Heu versorgt hatten, war es genauso plötzlich wieder still und friedlich. Eine mit Kaugeräuschen und leisem Schnauben erfüllte Stille; eine Ruhe, die sich uralt und gut anfühlte. Manchmal, spätnachts, wenn ich nicht einschlafen konnte, wählte ich die Nummer des Reitstalls, wohl wissend, daß niemand da war, und stellte mir vor, wie das Telefonläuten durch den von Pferden erfüllten Stall tönte.

Ich hielt meine neue Welt mit den körperlichen Vergnügungen und den neuen gesellschaftlichen Erfahrungen vollkommen von meiner Familie getrennt. Sie schien auch nicht besonders interessiert daran zu sein, obwohl sie natürlich sehr froh war, daß ich etwas »Zuträgliches« gefunden hatte, um mir die Zeit zu vertreiben. Der Schulbeginn näherte sich, und ich freute mich wirklich darauf, wieder hinzugehen. Schuld daran war der Reitstall. Das Pferdefieber ist unter Mädchen in der Junior High School sehr verbreitet, und ich dachte, daß mein neuer Job meinem Status in der Schule förderlich sein würde. Auch im Stall bereiteten sich alle auf die Schule vor, darunter auch Jeanne, die verrückt nach Jungs war und sich in Sean verguckt hatte.

Am letzten Ferientag saßen wir, eine Gruppe von sechs Mädchen, auf einem Heustapel. Jeanne stand ganz oben, deutete nacheinander auf jedes einzelne der Mädchen und fragte: »Wenn Sean dich fragen würde, ob du mit ihm ausgehst, würdest du es tun?« Die Mädchen in der Gruppe waren vom Alter und von der körperlichen Entwicklung her gemischt. Jeanne war mit ihren sechzehn Jahren die Älteste. Alison und ich waren mit vierzehn Jahren die Jüngsten. Alison sah wirklich wie eine Vierzehnjährige aus, während mein Körper, der zwischen den Auswirkungen der Chemotherapie und den Vorboten der Pubertät hin- und herschwankte, immer noch wie der einer Zehnjährigen aussah. Jeanne schien jedes Mädchen fragen zu wollen. Aber sie dachte doch nicht wirklich daran, auch mir die Frage zu stellen, was ich tun würde, wenn Sean mich einlud? Sean würde mich nie so etwas fragen. Es war eine vollkommen lächerliche Frage, und der Gedanke, daß die ganze Gruppe es wußte, schien das Schlimmste auf der Welt zu sein.

Schließlich kam der Augenblick der Wahrheit. Alle anderen waren gefragt worden. Jeanne wandte sich an mich, nur weil sie nicht wußte, wie sie mich übergehen konnte, ohne unhöflich zu erscheinen, und stellte die Frage. Ich zögerte, weil ich nicht wußte, wie ich reagieren sollte. Doch dann kam mir Chris zu Hilfe und erwiderte an meiner Stelle: »Warum sollte Sean mit ihr ausgehen wollen?« – »Es war doch nur eine Frage«, erwiderte Jeanne. Ich rutschte verlegen auf dem Heu herum, froh, daß Chris für mich geantwortet hatte. Von diesem Zeitpunkt an wußte ich definitiv, daß ich niemals einen Freund haben, daß nie jemand auf diese Art an mir interessiert sein würde. Ich glaube, das hatten mir die Jungen in der Schule schon beigebracht, aber ich hatte es mir noch nie begrifflich klargemacht.

Weil ich die Liebe niemals kennenlernen würde – eine Erkenntnis, zu schmerzlich, um länger darüber nachzudenken, also machte ich sie mir schnell endgültig zu eigen –, warf ich mich auf die Rolle der Heldin der Liebe. Da ich meinen Wert nicht mehr auf dem Chemotherapie-Tisch beweisen konnte, würde ich jetzt Heldin werden, eine Heldin in einer ganz neuen Bedeutung des Wortes – eine Heldin durch mein Verständnis der wahren Schönheit, die es auf dieser Welt gab. Ich denke, daß gerade meine Häßlichkeit mir den Zugang zu dieser anderen Schönheit erlaubte. Mein Gesicht mag mir die Tür zur Liebe, zur Schönheit in ihren flüchtigen Zuständen verschlossen haben, eröffnete es mir aber nicht Wahrnehmungen und Empfindungen, denen gegenüber ich ansonsten blind gewesen wäre? Wenn ich nach Feierabend in der Badewanne lag, betrachtete ich meinen kindlichen Körper, der nichts Weibliches an sich hatte. Ich hielt den Wunsch nach einem weiblichen Körper für Schwäche, für ein Abweichen von dem von mir gewählten Pfad der Wahrheit. Wenn ich abends im Bett lag, dachte ich über meine Kräfte nach, mein gesteigertes Selbst-Bewußtsein; dann hatte ich das Gefühl, als hätte nicht ich diesen Weg gewählt, sondern er mich.

Ich war mir sicher, daß Schönheit nichts mit der vergänglichen Welt der Jungen zu tun hatte, was mir noch klarer wurde, als das neue Schuljahr begann und ich beobachten konnte, wie sich die Pubertät bei meiner Schwester und ihren Freundinnen auswirkte. Sie malten sich blaue Lidschatten, fönten sich die Haare und verbrachten endlose Stunden im Einkaufzentrum. Meine Vorstellungen davon, was eine Frau schön machte, waren eher klassisch orientiert: hätte ich wählen können, wäre ich gern Marlene Dietrich oder Botticellis Venus gewesen. Aber ich sehnte mich keinesfalls danach, wie Farrah Fawcett auszusehen, soviel war sicher. Ich schaute mir die Mädchen in meiner Klasse an, ihre makellosen Gesichter, und fragte mich, weshalb um alle Welt sie diese Makellosigkeit mit so viel Make-up und einer so albernen Frisur ruinierten. Wenn ich ein solches Gesicht hätte, begann ich in Gedanken … um das aufkommende Verlangen sofort scharf zurückzuweisen. Mein Gesicht war *mein Gesicht*, und es war dumm, es sich anders zu wünschen.

Die Jungengruppe vom letzten Jahr schien sich zerstreut zu haben, so daß ich jetzt wieder in der Kantine essen konnte. Doch es hatte sich eine neue Gruppe gebildet, die mich jeden Tag zwischen der vierten und fünften Stunde unbarmherzig aufspürte, wenn ich von der Turnhalle zur Englischklasse ging, die sich am anderen Ende des Schulgebäudes befand. Ich erreichte das Treppenhaus, das zu meiner Englischklasse führte, immer dann, wenn die anderen schon Platz genommen hatten, so daß ich die Treppe allein hochgehen mußte. Allein – bis eine Gruppe von ungefähr sechs Jungen entdeckte, daß sie mich jeden Tag um die gleiche Zeit in diesem Treppenhaus finden konnte, und von da an auf mich wartete. Ihre Hänseleien waren noch schlimmer als die der anderen, weil nicht ich, sondern ein Junge namens Jerry ihr Ziel war.

»Hey, schau mal, da kommt ja Jerrys Freundin. Hey, Jerry, komm schon, frag sie, ob sie mit dir ausgehen will.« Ich hörte Jerry schwach protestieren, aber ich wußte, daß er genauso in ihrer Gewalt war wie ich und daß mich seine Freundin zu nennen das Gemeinste und Beleidigendste war, das man ihm antun konnte. Mir tat Jerry sogar leid, obwohl ich ihn nie sah, da ich mich weigerte, vom Boden aufzuschauen. Was für Idioten. Ich wollte sie hassen. Doch was ich über den Haß wußte, hatte mich bereits gelehrt, daß er nur eine Barriere vor einer anderen Form von Gefühl bildete.

Martin Luther King war einer meiner Helden. Er hatte gesagt: »Ich werde nicht zulassen, daß meine Unterdrücker mir die Ziele meines Widerstandes diktieren.« Das schien mir eine weit wahrere, viel tiefergehende Sache zu sein. Ich wollte sie hassen, doch statt dessen versuchte ich, ihnen zu vergeben. Ich dachte, wenn ich ihnen vergeben könnte, würde der Schmerz, den sie mir zufügten, verschwinden. Und obwohl ich mehr als nur einen Schimmer davon hatte, was Nächstenliebe und Transzendenz bedeuteten, war ich nicht darauf aus, heiliggesprochen zu werden. Oft kam es vor, daß ich nach unseren täglichen Treffen mich an ihrer Stelle haßte.

Die Pferde blieben meine einzige wirkliche Quelle des Trostes. In ihrer Gegenwart war alles andere unwichtig. Tiere waren beides für mich: Sie bedeuteten das Leben, um das ich mich kümmerte, und das Leben, das sich um mich kümmerte. Den Pferden war es gleichgültig, wie ich aussah. Für sie zählte nur, wie ich sie behandelte, wie meine Handlungen sich auswirkten. Ich liebte es, wenn niemand sonst in Sicht war, neben ihnen zu stehen und meinen Kopf an ihre warmen Flanken zu schmiegen, mit den Fingern einer Hand den Wirbeln ihres Fells zu folgen, während die andere auf der weichen Haut zwischen ihren Beinen ruhte. Dann lauschte ich den beharrlichen Geräuschen ihres Magens, sog ihren süßen Atem so aufmerksam in mich ein, als sende man mir Botschaften aus einer anderen Welt.

Nach der Hälfte des Schuljahres, ein paar Monate vor meinem fünfzehnten Geburtstag, sollte ich Dr. John Conley wiedersehen, den Chirurgen, der einen Teil meines Kiefers entfernt hatte, um mit ihm über Wiederherstellungspläne zu sprechen. Ich hatte schon lange gewußt, daß etwas getan werden sollte, um mein Gesicht zu »richten«, aber ich denke, ich habe bis zu diesem Zeitpunkt nicht daran geglaubt.

Es war seltsam, wieder in Dr. Conleys Praxis zu sein. Es schien so leicht, sich ohne die Drohung einer chemotherapeutischen oder zahnärztlichen Behandlung in einer Arztpraxis aufzuhalten. Während der Untersuchung hielt er meinen Kopf in seinen Händen und berührte mein Gesicht, wie es seit Jahren niemand mehr berührt hatte. Da erst wurde mir klar, wie vorsichtig ich wegen meines Gesichts geworden war; mich einfach zu entspannen und zuzulassen, daß er mich dort berührte, kam für mich einer Kapitulation gleich und dem Vertrauen am nächsten. Nach der Untersuchung setzte er sich hin und sprach mit mir wie mit einem Kind, wodurch das Vertrauen, das ich noch Augenblicke zuvor ihm gegenüber empfunden hatte, augenblicklich zerstört und seltsamerweise zugleich aufgebaut wurde.

Er erklärte, die Folgen der Strahlentherapie würden die größten Schwierigkeiten bereiten. Bestrahltes Gewebe neigt dazu, Transplantate nicht so gut anzunehmen. Es zeigt auch eine höhere Resorptionsrate, was bedeutet, daß, auch wenn das verpflanzte Gewebe nicht abgestoßen würde, es von meinem Körper »zurückgenommen« werden und auf ein Nichts zusammenschrumpfen könnte. Er schlug eine Technik vor, bei der man Rundstiele benutzte und die mehrere Operationen erforderte. Bei der ersten Operation würde man in die Bauchhaut zwei parallele Einschnitte machen, die dazwischenliegende Haut ablösen und zu einer Art Stiel zusammenrollen. Dann würden die beiden Außenflächen zusammengenäht, während die beiden Enden noch immer mit der Haut verbunden waren und eine Art Röhre bildeten. Diese Röhre war der sogenannte abdominale Rundstiellappen. Sechs Wochen später würde man das eine Ende der Röhre von der Bauchhaut lösen und für sechs Wochen mit meinem Handgelenk verbinden, so daß meine Hand wortwörtlich sechs Wochen lang an meinem Bauch festgenäht wäre. Danach würde das immer noch mit meiner Bauchhaut verbundene Stielende abgelöst und an meiner Gesichtshaut festgenäht, so daß meine Hand jetzt mit meinem Gesicht verbunden wäre. Nach weiteren sechs Wochen würde meine Hand vom Rundstiel befreit, der nun komplett in der Kieferlücke untergebracht würde. Das wäre der erste Rundstiellappen. Aber es würden mehrere gebraucht. Dazu kamen noch zusätzliche Operationen, bei denen alles in eine annehmbare Form gebracht würde. Alles zusammen würde rund zehn Jahre dauern. Zehn Jahre! Ich war entsetzt. In zehn Jahren wäre ich fünfundzwanzig, uralt! Mußte ich die nächsten zehn Jahre meines Lebens den Operationen opfern? Zehn Jahre. Mein Gott.

Ich war am Boden zerstört. Man muß es mir angesehen haben, denn Dr. Conley sagte, daß ich mir wegen meines Aussehens keine Sorgen machen sollte, daß jeder Mensch etwas an seinem Gesicht auszusetzen hätte. Er selbst habe beispielsweise als Teenager unter einer schrecklichen Akne gelitten, wegen der er sich entsetzlich gefühlt habe. Akne? Meinte er das ernst? Wie konnte er mein Problem mit einer Akne vergleichen? Alle meine aufkeimenden Hoffnungen starben in diesem Augenblick.

Meine Verzweiflung verschlimmerte sich noch, als ich ein paar Tage später mit meinem Vater in die Bücherei ging. Während er unten blieb und in den Belletristik-Regalen herumstöberte, ging ich nach oben in die wissenschaftliche Abteilung und schaute mir heimlich Bilder über plastische Chirurgie an. Mitten in einem mehrbändigen, veralteten Werk fand ich Fotografien von Menschen mit Rundstiellappen-Operationen. Sie sahen wie Monster aus. Ihre aus Hautstücken zusammengesetzte Gesichtshaut wirkte wie die Illustration der Arbeitsweise eines brillanten mittelalterlichen Foltergerätes. Aber das schlimmste war, daß das Endergebnis sie genau als das zeigte, was sie waren: Menschen, denen man ortsfremde Fleischstücke angenäht hatte. In meinen Augen sahen viele der als Beispiele angeführten Menschen nachher schlimmer aus als vorher. Ich war so entsetzt, daß es mir buchstäblich den Atem verschlug. Ich mußte mich hinsetzen, den Kopf zwischen die Beine geklemmt, bis das Summen in meinen Ohren aufhörte. Sollte so mein Leben aussehen? Ich war ohne Hoffnung, ganz allein und ohne die geringste Chance, daß mich jemals jemand lieben würde. Mit dem Gefühl, einem schrecklichen Geheimnis auf die Spur gekommen zu sein, ging ich hinab zu meinem Vater.

Auf der Rückfahrt fragte er mich, was los sei, doch ich konnte nicht darüber sprechen. Sobald wir zu Hause angekommen waren, ging ich auf mein Zimmer. Ich wollte nur noch weinen. Aber selbst die Tränen schienen betäubt zu sein und wollten nicht fließen. Ich lag wie erstarrt auf meinem Bett und beobachtete eine Spinne, die an der Decke hin und her lief, bis meine Mutter mich zum Essen rief. Zum ersten Mal wünschte ich mir, tot zu sein.

Trost wurde mir auf unerwartete Weise zuteil. Der erste Trost zeigte sich Monate später, kurz vor Beginn des Sommers und gegen Ende der achten Klasse, als Kelly, ein Mädchen, das ich im Reitstall kennengelernt hatte, mit ihren Eltern in einen anderen Bundesstaat ziehen mußte. Da sie ihr Pferd, ein ehemaliges Rennpferd namens Sure Swinger, nicht mitnehmen konnte, vereinbarte sie mit meinen Eltern, es mir zu überlassen. Ich hatte nicht gewußt, wie schnell, wie wunderbar und plötzlich die Wirklichkeit sich ändern konnte. Der zweite Trost erschien in Gestalt von Dr. Daniel Baker, einem jüngeren Kollegen von Dr. Conley. Er und einige andere Ärzte arbeiteten an einer Technik, in der die Mikrochirurgie miteinbezogen wurde, damals ein sehr neues Gebiet, um freie, vaskuläre, das heißt durchblutete, Hautlappen – sogenannte *freeflaps* – zu transplantieren.

Bei dieser »Kunst« der Wiederherstellungschirurgie würde ein großes Stück weichen Gewebes, wahrscheinlich aus meinen Leisten, entnommen und das Ganze mit Adern und allem, was dazugehört, im Kieferbereich angenäht. Dadurch wurden nicht nur die vielen beschwerlichen Rundstiellappenoperationen unnötig, sondern bei diesem Verfahren waren auch die Chancen größer, daß das Transplantat nicht abstarb, da das neue Gewebe seine eigene Blutversorgung haben würde. Dr. Baker erklärte mir, daß es am besten wäre, noch ein Jahr zu warten, vielleicht bis ich sechzehn wäre, da ich noch etwas wachsen solle. Der großen Operation würden noch einige kleinere folgen, um das Transplantat zu formen, aber Dr. Baker schien der Meinung zu sein, daß eine gute Chance bestand, eine »fast normale Kieferform« zu erzielen. Ich sehe immer noch die Reaktion meines Vaters vor mir, der in einer Ecke von Dr. Bakers Büro stand und über das ganze Gesicht strahlte, während er den Worten des Arztes lauschte. Ich hatte mit meinem Vater nie über meine Befürchtungen in bezug auf mein Gesicht gesprochen, und in meinem Solipsismus war es mir auch niemals in den Sinn gekommen, daß auch er mein Unglück teilte. Die Freude, die ihn jetzt buchstäblich wie ein Schein umgab, war eine Offenbarung für mich. Durch seine Freude ging es mir besser; wenn mir auch durch den Kopf schoß, daß mein Gesicht wirklich so schlimm aussehen mußte, wie ich befürchtete, wenn mein Vater jetzt eine so große Erleichterung empfand.

Vielleicht würde doch alles gut. Möglicherweise war dieses Gesicht gar nicht mein eigentliches Gesicht, sondern das Gesicht eines Eindringlings, eines häßlichen Störenfrieds; und mein »wirkliches«

Gesicht – das Gesicht, das ich eigentlich hätte haben sollen – war in Reichweite. Ich fing an, mir mein »wirkliches Gesicht« vorzustellen; ein Gesicht ohne Abweichungen, ohne Fehler. Ich glaubte, daß ich, wenn das alles nicht passiert wäre, wunderschön gewesen wäre. Ich betrachtete mich im Spiegel und stellte mir vor, daß die untere Hälfte meines Gesichts ausgefüllt, normal wäre. Ich bedeckte Kinn und Kiefer mit der Hand, und selbst ich konnte sehen, daß das übrige Gesicht wunderschön war. Als ich die Hand wieder fortnahm, schien es mir, als lösche die häßliche untere Hälfte die obere aus. Aber das war jetzt nicht mehr so wichtig, denn es würde alles »gerichtet« und in Ordnung gebracht werden.

Wie wäre es, einfach die Straße hinabzugehen und darauf zu vertrauen, daß niemand mir etwas Gemeines an den Kopf werden würde? Ich bekam nur an Halloween eine Ahnung davon, wie es hätte sein können, und während des Winters, wenn ich die untere Hälfte meines Gesichts hinter einem Schal verbarg und mit Menschen sprechen konnte, die keine Ahnung hatten, daß die Schönheit meiner oberen Gesichtshälfte eigentlich eine Lüge war, ein Schwindel, der sofort offenbar würde, wenn ich den Schal ablegte. Was konnte ich mir sonst noch wünschen als diese Zuversicht, ohne die Drohung, bloßgestellt zu werden? Denn wenn jemand mich für schön hielt – ich wagte kaum, den Gedanken zu Ende zu denken –, könnte er mich vielleicht auch lieben. Mich als Individuum, als Menschen.

Ich hatte meine Wünsche so lange rationalisiert, daß ich nicht genau wußte, ob dieses plötzliche und wunderbare Gefühl der Erleichterung angesichts der Aussicht, daß mein Gesicht wieder in Ordnung käme, vertretbar war oder nicht. Würde die Liebe, vor der ich so lange auf der Hut gewesen war, mich für mein Leid belohnen? Zu akzeptieren, daß ich ein Leben ohne Liebe und Schönheit führen würde, war zu mühevoll, zu anstrengend gewesen, um nun von Liebe und Schönheit getröstet zu werden.

Machte meine ungeduldige Bereitschaft, mich an die Idee zu klammern, daß es möglich war, mein Gesicht zu »reparieren«, all die schmerzlichen, anstrengenden Jahre zunichte? Ich konnte einfach der Vorstellung nicht trauen, daß Glück eine Möglichkeit darstellte.

Ein paar Monate lang führte ich drei verschiedene Leben. Tagsüber ging ich zur Schule, wo ich mich bemühte, so gescheit wie möglich zu sein. Meine Schulleistung wurde mein Panzer. Ich entwickelte einen Überlegenheitskomplex, der so ausgeprägt war, wie es die Verteidigung erforderte. In meinem zweiten Leben lebte ich in einer ungestümen Phantasiewelt, in der mir keine Wahl blieb, als das Leben anzuerkennen, das ich in Wirklichkeit führte; ein Leben, in dem meine Schwierigkeiten, verglichen mit den Folgen einer Landmine oder einem Pogrom, oberflächlich erschienen. Das dritte Leben begann nach der Schule und währte den ganzen Sommer lang. Es begann, wenn ich zu meinem Pferd ging, mit dem mich eine romantische Beziehung verband.

Ich kannte sein ganzes Sein. Es gab keinen Teil an seinem Körper, den ich nicht berührte, keine Teile seiner Persönlichkeit, die ich nicht wenigstens so gut wie meine eigenen kannte. Bei unseren langen Ritten durch die Wälder erzählte ich ihm alles, was ich wußte. Ich erklärte ihm, weshalb ich es so liebte, weshalb es anders war als die anderen Pferde und daß ich mich für den Rest seines Lebens um es kümmern, es niemals verlassen oder zulassen würde, daß ihm jemand weh tat. Nach dem Ritt brachte ich es stets zum Grasen auf ein brachliegendes Feld. Dann legte ich mich auf seinen breiten, bloßen Rücken und hielt mich für das glücklichste Mädchen auf der Welt, während sich seine Muskeln unter mir bewegten, wenn es zum nächsten Grasbüschel ging. Manchmal ritt ich mit ihm zum Bach und lachte, wenn es mit den Hufen auf das Wasser einschlug; kreischte vor Freude, wenn es versuchte, sich ins Wasser zu legen. Doch am besten war, wenn ich es liegend im Stall vorfand. Dann kroch ich vorsichtig näher, um es nicht zu erschrecken, und legte mich auf seinen riesigen Körper. Seine große tierische Wärme, sein Atem stiegen auf, um meine geringere Körperwärme und den weniger reichlichen Atem zu verschlingen.

Kapitel 9

Die Welt
des Unbekannten

Die Schule fing wieder an. In der neunten Klasse begannen wir, uns mit Gedichten zu befassen. Als erste Hausaufgabe mußten wir Theodor Roethkes *My Papa's Waltz* lesen. Ich las es pflichtbewußt am Abend vorher und erkannte im Bild der schmutzigen Hand des Vaters und in der Verwirrung des Jungen etwas Schönes und Wichtiges; etwas, das vage mit meiner eigenen Familie zu tun hatte. Während ich mich darin erkannte, erkannte ich auch die Genauigkeit der Sprache. Mir wurde klar, daß das Gedicht nur so und nicht anders hatte geschrieben werden können. Ich mutmaßte, daß die Macht, die das Gedicht über mich hatte, von seiner unangreifbaren Fähigkeit herrührte, genau zu sagen, was dieses Etwas war, das sich so richtig und wahr anfühlte. Ich glaube, ich verstand bereits, daß Schönheit auf unbestimmte Weise mit dem Geheimnis verwandt war, aber es war das erste Mal, daß ich sah, daß das Geheimnis nicht nur eine Ursache, sondern eine natürliche Folge der Schönheit war. Ich versuchte, all das am nächsten Morgen im Unterricht zu sagen, aber mein Lehrer wollte von uns nur die Frage beantwortet haben, ob der Junge seinen Vater liebte oder nicht. Wir diskutierten vierzig Minuten lang über diese Sätze, während das, was ich über meine eigene Liebe zu meinem Vater wußte, sich immer weiter von mir entfernte und sich immer mehr vor mir verschloß.

Wenn mein Vater früher spätabends nach Hause gekommen war, hatte er bei seinem Gang über den Flur die Familie lauthals begrüßt, und Sarah, die Hunde und ich waren gelaufen gekommen, um ihn zu empfangen. Doch mit zunehmendem Alter schien unser Interesse an diesem Ritual zu schwinden. Schließlich standen nur noch die Hunde auf, um ihn zu begrüßen, während Sarah und ich seinen Gruß halbherzig von unseren Plätzen vor dem Fernseher aus erwiderten. Eines Abends hatte ich eine schreckliche Vorahnung. Ich dachte an den Tag, an dem er – nachdem Sarah und ich erwachsen geworden und ausgezogen und die Hunde schon lange tot waren – nach Hause kommen und nur noch das Echo seiner eigenen Stimme hören würde. Ich spürte eine seltsame Kälte, eine leere und unaussprechliche Kälte. Es war, als hätte ich einen Geist gesehen. Von diesem Tag an begrüßte ich ihn, auch wenn mir nicht besonders danach war, vom oberen Treppenabsatz aus, weil ich daran dachte, daß ich eines Tages nicht mehr in seinem Leben sein würde. Aber es kam mir nie in den Sinn, daß er jemals aus meinem Leben verschwinden könnte.

Bevor mein Vater nur sieben oder acht Monate nach meiner Vorahnung starb, wurde ich Zeuge eines anderen Todes. Nur vier Monate nachdem ich ihn übernommen hatte, bekam Swinger eine Infektion an einem seiner Hufe. Ich schaute genau zu, wie Gene, einer der wenigen ständigen erwachsenen Angestellten, Swinger die verschriebene Penizillinspritze in den Hals gab. Dann ging ich in den Raum, wo die Sättel und das Pferdegeschirr untergebracht waren, um etwas fortzuräumen. Nachdem ich meine Arbeit erledigt hatte, ging ich wieder in den Ring zurück, wo Gene Swinger herumführte. Ich wollte gerade einen Witz von der Art »Was machst du da mit meinem Pferd?« reißen, als mir klar wurde, daß hier etwas ganz und gar nicht in Ordnung war. Swinger fiel ständig hin und versuchte, wieder aufzustehen, nur um erneut hinzufallen. Schließlich konnte er nicht mehr aufstehen. Eine Menschengruppe hatte sich angesammelt. Alle schrien und brüllten und versuchten, ihn hochzuhieven. Doch er hatte die zitternden Beine von sich gestreckt; die Augen waren nach oben gerollt, so daß nur noch das Weiße zu sehen war. Gene schrie mir zu, ich solle eine Decke aus dem Stall holen. Ich stürmte los, zerrte die Decke vom Gestell und rannte wieder in den Ring zurück. Als ich näher kam, sah ich, daß alle nur noch bewegungslos dastanden, keiner schrie mehr. Am Tor fing Gene mich ab. Er hielt es mit einer Hand zu und wollte mich nicht hineinlassen. Ich schaute ihn an, ließ die Decke fallen und brach in Tränen aus, die ganze Zeit im Bewußtsein über dieses Melodrama, das sich hier abspielte. Es war, als erinnerte ich mich an eine Filmszene. Die Einstellung zeigte Genes starken und behaarten Arm, der mir den Weg versperrte, die schweigende Menge und Swingers großen, dunklen, am Boden liegenden Körper. Obwohl ich Gene nie sonderlich gemocht hatte, ließ ich zu, daß er mich festhielt, während ich weinte. Ich roch seine verschwitzten Kleider, blickte zu Swinger hinüber und sah das Urinrinnsal im Staub versickern. Ich hatte irgendwo gelesen, daß man beim Sterben Urin und Kot unter sich läßt. Jetzt wußte ich, daß es stimmte.

Da ich mich nicht überwinden konnte, meine Mutter anzurufen und ihr alles zu erzählen, bat ich jemand anderen, für mich anzurufen. Sie holte mich ab, und aus irgendeinem seltsamen Grund fürchtete ich mich vor ihrer Reaktion: Würde sie wütend werden? Natürlich war sie sehr mitfühlend, aber ich schämte mich, ein Gefühl, daß sich nicht abschütteln ließ. Zu Hause angekommen, ging ich wortlos in mein Zimmer und guckte, vom Kummer wie betäubt, Fernsehen. Schließlich kam mein Vater nach Hause. Nach der üblichen Begrüßung ging er die Treppe hoch in die Küche, die sich genau über meinem Zimmer befand, wo er auf meine Mutter traf. Ich konnte die Schritte der beiden über mir hören und wußte, daß sie es meinem Vater sagte. Ich hörte, wie er die Treppe herunterkam; seine Schritte klangen gedämpft, als er über den dicken Läufer auf meine Tür zuging. Ich schämte mich immer noch, wie bei meiner Mutter; so ähnlich, wie er sich damals bei seinem Besuch im Krankenhaus geschämt hatte. Er sprach mir sein Beileid aus und küßte meine Ohren, was mich derart kitzelte und ärgerte, daß ich ihn von mir stieß und ging. Meine Trauer war so unberührbar, daß ich nicht wußte, was ich damit anfangen sollte. Vielleicht war Swinger gestorben, weil ich ihn zu sehr geliebt hatte – welchen anderen Grund sollte es sonst geben? Weshalb sonst würde Gott zulassen, daß ein Wesen, das ich mehr als alles andere auf der Welt liebte, einschließlich meiner selbst, eines solchen Todes starb? Wenn ein Sinn darin steckte, eine Lektion, die ich lernen solle, dann kümmerte mich das nicht. Seit dem Augenblick, in dem Gene mich vor dem Tor abgefangen hatte, konnte ich nicht mehr aufhören, alles aus einer unaufspürbaren Distanz heraus zu betrachten. Selbst als ich den schlimmsten Schmerz spürte, an den ich mich erinnern konnte, kam es mir so vor, als stehe ich auf der Bühne, und dort, vor meinem privaten Publikum, spielte ich wieder einmal die Rolle der unglücklichen und unseligen Liebhaberin.

Während ich monatelang um Swinger trauerte, kam die Zeit schließlich ihrer heilenden Aufgabe nach. Nach und nach begeisterte mich die Aussicht auf ein neues Pferd, das mir meine Eltern versprochen hatten. Ich wußte, daß Geld noch immer ein Problem darstellte, daß der Traum vom neuen Pferd nicht sofort wahr werden würde; aber ich wußte auch, daß meine Eltern ihr Wort nicht brechen würden. Doch dann, kurz nach Weihnachten, erhielt meine Mutter einen Telefonanruf vom Vorgesetzten meines Vaters, der ihr mitteilte, daß mein Vater wegen Magenschmerzen im Krankenhaus läge. Meine erste Reaktion darauf war, daß ich meine Hoffnungen auf ein Pferd gefährdet sah, während meine Mutter sicher war, daß mein Vater nur ein Hypochonder und überhaupt nicht krank sei. Vielleicht spielte sein Magengeschwür wieder verrückt, und er reagierte einfach nur überempfindlich. Aber am nächsten Tag lag er noch immer im Krankenhaus, weil Tests gemacht werden mußten. Am Tag danach war er immer noch da und am übernächsten auch. Meine Mutter besuchte ihn jetzt jeden Tag, doch wir anderen hielten uns zurück, weil wir annahmen, daß er an einem der nächsten Tage entlassen würde.

Doch aus den Wochen wurden Monate, und jeden Tag erhielten wir einen neuen Bericht über den Gesundheitszustand meines Vaters. Er hatte eine Bauchspeicheldrüsenentzündung. Niemand konnte sagen, ob er sich wieder erholen würde. Eines Tages, gegen Ende März, kam meine Mutter nach Hause und sagte uns, daß mein Vater jetzt künstlich beatmet würde. Ich zitterte innerlich. Mein gesammeltes Wissen über Krankenhäuser sagte mir, daß dies kein gutes Zeichen war. Mein Vater würde sterben. Dieses Wissen war allein schon schlimm genug, wurde aber noch durch die Vorstellung verschlimmert, daß ich die einzige in der Familie war, die wußte, was los war. Meine Familie gehörte nicht zu jenen Familien, in denen solche Dinge offen diskutiert werden. Obwohl wir alle gelitten haben müssen, sprachen wir stets nur mit einem gezwungenen Optimismus von meinem Vater.

Kurz bevor mein Vater ins Krankenhaus eingeliefert wurde, hatte er sich einen teuren maßgeschneiderten Anzug gekauft und einem Plattenclub angeschlossen, der ihm nach und nach Beethovens Gesamtwerk schickte. Der feine Anzug, auf den er so stolz gewesen war und der wegen seines Preises zu einem Streit zwischen meinen Eltern geführt hatte, hing ungetragen in seinem Schrank. Jede Woche traf eine neue, in Plastik eingeschweißte Schallplattensammlung ein, die wir unausgepackt im Wohnzimmer neben dem Plattenspieler stapelten. Das Schlafzimmer meines Vaters war ein einziges Katastrophengebiet, voller Zettel, schmutziger Socken, merkwürdiger Becher und herumliegender Gabeln. Ich ging hinein und begutachtete alles genauso wie damals, als ich noch jünger und mein Vater bei der Arbeit gewesen war. Doch jetzt hielt ich nach etwas anderem Ausschau, hatte jedoch keine Ahnung, nach was. Damals hatte ich mir einen Hinweis darauf gewünscht, wie es war, mein Vater, ein Mann, ein Erwachsener zu sein. Jetzt suchte ich etwas, das mir das Leben meines Vaters erklären würde. Aber ich konnte es nicht finden.

Wieder im Wohnzimmer, konnte ich den Anblick der ungeöffneten Schallplatten nicht länger ertragen. Ich riß die Plastikhülle auf, setzte mich vor den Plattenspieler und hörte im Laufe von fünf oder sechs Stunden nur einen Bruchteil von Beethovens Gesamtwerk. Ich wollte wissen, weshalb mein Vater Beethoven so mochte. Schließlich schlief ich auf dem Teppich ein. Die Hunde weckten mich, als sie meine Mutter bellend begrüßten. Ich räumte schnell die Platten fort. Ich weiß nicht genau, weshalb, aber niemand sollte erfahren, daß ich sie abgespielt hatte.

Während der ganzen Zeit, in der mein Vater im Krankenhaus lag, habe ich ihn nur einmal besucht. Selbst heute begreife ich immer noch nicht, weshalb wir ihm ferngeblieben sind. Trieben wir derart in unserem eigenen Meer der Schmerzen, daß es uns gelungen war, uns selbst davon zu überzeugen, es sei besser so? Mein Vater wurde immer verwirrter. Meine Mutter erzählte, er habe auf eine Anstecknadel gedeutet, die sie trug, als sähe er sie zum ersten Mal; eine Anstecknadel, die er ihr vor ihrer Heirat gekauft hatte. Er wurde paranoid, redete von den Deutschen und den Hunden, die sie auf ihn losgelassen hatten, als er während des Zweiten Weltkriegs in einem deutschen Kriegsgefangenenlager gewesen war. Er hatte als Pilot bei der RAF gedient, und es gab auch ein leicht verschwommenes Foto von ihm in seiner verwegenen Fliegeruniform, auf dem er einer unbekannten Person zulächelt, deren Schatten man neben seinen Füßen sehen kann. Es war leicht, diesen Teil seines Lebens zu vergessen, weil er niemals darüber sprach. Ich erinnere mich, wie ich mir einmal *Hogan's Heroes* anschaute, während er in Zimmer war, und wie entsetzt er darüber war, daß eine Fernsehkomödie in einem deut-

schen Gefangenenlager spielte. Da ich damals nichts von seinen
Erlebnissen wußte, sagte ich, ich hielte ihn für überempfindlich.
Es schmerzte mich, daß er jetzt, gegen Ende seines Lebens, seinen Alptraum noch einmal durchleben mußte, genauso einsam
und allein wie damals. Wir verbrachten die nächsten Wochen in
Warteposition. Jedesmal, wenn das Telefon läutete, verstummte
jedes Geräusch im Haus.

Ich fürchtete mich vor dem unvermeidlichen Anruf, vor allem
deshalb, weil ich die Reaktionen der anderen nicht sehen wollte.
Ich wußte, daß Sarah zusammenbrechen und weinen würde, aber
ich hatte keine Ahnung, was die anderen tun würden. Ich wünschte mir, daß mein Vater starb, ohne daß man viel Getue darum
machte. Ich hatte Angst. Als der erwartete Anruf schließlich an
einem Nachmittag, ungefähr sechs Wochen vor meinem sechzehnten Geburtstag, kam, ging meine Mutter in der Küche ans
Telefon, während mein Bruder Nicholas an einem Ende des
Küchentisches saß, meine Schwester Sarah am anderen und ich im
Türrahmen stand. Susie war auf dem College und Sean nach Ka-
lifornien gezogen. Wir hörten regungslos zu, wie unsere Mutter
dem Arzt für alles dankte, was er getan hatte. Nachdem sie den
Hörer aufgelegt hatte, teilte sie uns mit tonloser, trauriger Stimme
mit, was wir bereits wußten. Zu meiner großen Überraschung
brach nicht Sarah, sondern Nicholas in Tränen aus. Er legte den
Kopf auf den Tisch und weinte, während ich nur daran denken
konnte, daß ich das genausowenig erwartet hatte wie Sarahs Ruhe. Ich drehte den Kopf zur Seite und betrachtete das Bild an der
Wand neben mir. Es war ein von Sean gemalter Christuskopf, an
dem ich bestimmt schon mehrere tausendmal vorbeigegangen
war; doch jetzt kam es mir so vor, als sähe ich ihn zum ersten Mal.
Mir war nie aufgefallen, wieviel Braun er für die Dornen, wieviel
Gold er für die Haut gebraucht hatte. Es schien alles so seltsam,
so weit entfernt zu sein; ich erinnerte mich daran, wie deutlich ich
bei meinem letzten Besuch die Decke in Dr. Woolfs Büro gesehen

hatte. War dieses Gefühl, als würde man alles zum ersten Mal sehen, wirklich? Erhöhte der Schmerz das Sehvermögen? Oder war es nur eine Illusion, ein Mittel, mich von dem Geschehen zu distanzieren?

Nach dem Tod meines Vaters waren wir zugleich traurig und erleichtert. Wenigstens warteten wir nicht mehr. Und wie es aussah, würden wir Geld von der Versicherungsgesellschaft bekommen. Die Aussicht, ein paar Rechnungen bezahlen zu können und schließlich doch noch aus den finanziellen Schwierigkeiten herauszukommen, freute uns; aber es war eine mit Schuldgefühlen vermischte Freude. Ein paar Tage nach der Beerdigung meines Vaters saß ich mit Sarah in der Küche. Möglicherweise standen wir noch unter Schock, denn wir lachten über einen neuen Witz, den wir gehört hatten, und gerade als wir uns nicht mehr zu lassen wußten, klingelte das Telefon. Es war Dr. Baker, mein Chirurg. Ich war geschockt, als ich seine Stimme hörte, denn ich sah in ihm eine überragende Gestalt. Doch als er mir sein Beileid aussprach, konnte ich ihm nur lässig antworten – als hätte er sich gerade dafür entschuldigt, mir auf die Füße getreten zu sein: »Oh, das macht nichts, es ist schon in Ordnung.« Während ich den Hörer auflegte, wurde mir klar, was ich getan hatte. Doch als ich Sarah davon erzählte, prusteten wir wieder los.

Im Juni desselben Jahres, wenige Wochen nach meinem sechzehnten Geburtstag, betrat ich das *New York University Medical Center*, wo meine erste wiederherstellungschirurgische Maßnahme stattfinden, mein erster mikrovaskulärer, freier Hautlappen entnommen werden sollte. Das Krankenhaus gefiel mir: Es war neuer und besser mit Personal besetzt als die anderen, und, was auch wichtig war: Ich wurde nicht länger in die Kinderstation abgeschoben. Die ganze Station war der plastischen Chirurgie vorbehalten. Ich war entsetzt zu sehen, wie viele Menschen dort ihre Nase behandeln und ihre Gesichter liften ließen. Der Frau im

Zimmer neben mir wurde nach einer Brustamputation eine neue Brust aufgebaut. Sie bestand darauf, mir alles über ihre Narben und ihr Gefühl, häßlich zu sein, zu erzählen. Ich wußte nicht, über was sie sich beklagte: Sie hatte ein hübsches Gesicht und einen Mann, der ihr ein Dutzend rote Rosen geschenkt hatte. Natürlich vermißte sie ihre Brust, aber ich verstand nicht, welche Rolle das spielte, solange alles andere an seinem Platz war. Niemand konnte sehen, daß ihr eine Brust fehlte, wenn sie die Straße entlang spazierte, niemand würde sich über sie lustig machen und sie für häßlich halten – und sie hatte jemanden, der sie liebte. Ich hörte ihr zu und sah, daß sie wirklich litt; daß ihr Gefühl, häßlich zu sein, sie genauso verzehrte wie mich. Aber sie irrt sich, dachte ich, denn es bestand kein Zweifel daran, daß sie schön war. Ihr Problem lag in ihrer Wahrnehmung. Die Gespräche mit ihr überzeugten mich nur noch mehr davon, wie wichtig es auf dieser Welt war, ein hübsches Gesicht zu haben. Aber ich mochte sie, und es gefiel mir, von einer Erwachsenen wie eine Erwachsene behandelt zu werden. Wir bestellten chinesisches Essen zu meiner Henkersmahlzeit, wie ich es nannte. »Nein, nein, sag so etwas nicht«, versuchte sie mich zu beruhigen. Es gelang mir nicht, sie davon zu überzeugen, daß ich nur scherzte. Man merkte, daß diese Art von Krankenhauswitzen für sie neu war.

Am Abend schaute der Anästhesist nach mir und kam zu dem Schluß, daß ich schwer zu intubieren sein könnte, das heißt, daß man Schwierigkeiten haben könnte, mir einen Atemschlauch in die Luftröhre zu stecken, also beschloß er, es zu machen, wenn ich noch wach wäre. Das hörte sich nicht nach einer großen Sache an, und ich verschwendete keinen zweiten Gedanken daran.

Doch als ich am nächsten Morgen benommen auf der Bahre lag, hörte ich sie von einer nasalen Tubation sprechen. Und sofort begann ich mir Sorgen zu machen. Zu Recht, wie sich herausstellen sollte. Zuerst versuchten sie einen Schlauch durch ein Nasenloch zu schieben. Das tat zwar nicht weh, doch als er den hinteren Teil meiner Kehle berührte, begann ich zu würgen. Aber es kam noch schlimmer: Sie stemmten meinen Mund auf, um zu sehen, wo der Schlauch geblieben sei. Als sie ihn nicht finden konnten, zogen sie ihn wieder heraus und steckten ihn durchs andere Nasenloch. Jetzt war ich natürlich nervös, bewegte mich jedoch sowenig wie möglich. Aber auch mit dem zweiten Nasenloch hatten sie kein Glück. Also beschlossen sie, den Schlauch durch meinen Mund in die Luftröhre zu schieben. Dazu mußten sie den Mund die ganze Zeit offenhalten, was höllisch weh tat. Doch noch schlimmer war, daß bei jedem Versuch, den Schlauch weiterzubewegen, meine Luftröhre blockiert wurde und ich keine Luft mehr bekam, wodurch ich in Panik geriet. Die Prae-Op-Medikamente verlangsamten meine Reaktionen und machten es mir schwer zu verstehen, was eigentlich los war.

Ich begann instinktiv, mich zu wehren, griff nach oben und versuchte ihre Hände fortzuschieben. Zwei Krankenschwestern kamen und hielten mich fest, worauf ich nur noch heftiger weinte und kämpfte, was wiederum zur Folge hatte, daß sie mich nur noch stärker gegen die Bahre drückten, während sie den Schlauch durch meine Kehle schoben. Sie mußten mich noch zusätzlich sediert haben, denn meine Reaktionen wurden immer langsamer, und die Realität hörte hinter den Grenzen der Bahre auf. Ich bat sie, damit aufzuhören. Es folgte keine Reaktion. Das ärgerte mich am meisten. Niemand kümmerte sich um mich, wenigstens kam es mir so vor, und ich weinte noch lauter. Schließlich mußten sie Erfolg gehabt haben, denn plötzlich schienen sich alle in Luft aufzulösen, und ich wurde in Frieden gelassen, schwebend, aber immer noch weinend. Ich schaute nach oben und sah Dr. Baker, der auf mich herabblickte. Er streckte die Hand aus und legte sie auf meine Stirn; es war genauso wie bei meiner ersten Operation. Ich beruhigte mich augenblicklich; es war, als hätten all meine Sorgen nur in diesem Punkt auf der Stirn existiert. Ich erinnere mich an ein surrealistisches Bild meiner selbst: es war, als sei ich ein Zuschauer, der sich die alberne Haube anschaute, die ich hatte anziehen müssen, damit mein Haar nicht ins Gesicht fiel, und den durchsichtigen grünlichen Schlauch, der aus meinem Mund ragte. Dann war ich eingeschlafen.

Als ich aufwachte, hatte ich starke Schmerzen, aber der Schmerz ging von der Hüfte aus, der man das Transplantat entnommen hatte. Er war weit von meinem Gesicht, meinem *Selbst*, entfernt. Deshalb konnte ich leichter mit ihm fertig werden. Sobald ich mich erinnerte, worum es bei dieser Operation gegangen war, streckte ich die Hand aus, um mein Gesicht zu berühren. Dort, wo eigentlich eine Vertiefung hätte sein sollen, befand sich jetzt eine große, warme und sehr zarte Masse. Ich konnte eine Reihe komplizierter Stiche und ein Abflußröhrchen ausmachen, das sich neben meinem Ohr befand. Ich drehte den Kopf zur Seite und versuchte, im metallenen Bettgeländer mein Spiegelbild zu sehen, konnte aber nur einen Blick auf das verzerrte Bild von etwas werfen, das ich nicht als mein Gesicht erkannte. Als meine Mutter zu Besuch kam, fragte sie mich, wie es mir ginge. Ich antwortete ihr mit einer Gegenfrage.

»Wie sieht es aus?«

»Nun, Liebes, das ist schwer zu sagen. Es ist noch arg geschwollen.«

»Glaubst du denn, das es gut werden wird?«

»Nun, er hat die Lücke eindeutig ausgefüllt. Aber sie ist jetzt noch stark geschwollen. Du mußt noch warten.«

Aber ich wollte nicht warten. Nachdem meine Mutter fort war, bat ich eine Schwester, es mir zu beschreiben. »Du mußt verstehen, es ist noch sehr geschwollen und voller blauer Flecken. Es wird sich ändern.« Ich bat sie um einen Spiegel. Mich aufzusetzen tat zu weh, also blieb ich liegen, hielt den Spiegel hoch und starrte auf jemanden, den ich kaum erkannte. Geschwollen war eine Untertreibung. Dieses neue Ding da in meinem Gesicht war riesig und berührte fast mein Schlüsselbein. Doch was mich am meisten abstieß, war jener große Streifen fremder Haut – viel bleicher als meine Gesichtshaut –, der an der unteren Hälfte des verpflanzten Gewebes entlanglief. Er war mit Dutzenden winziger Stiche befestigt und sah genau wie das aus, was es war: ein Flicken. Doch der Rest meines Gesichtes schaute nicht besser aus: alles war bleich und aufgedunsen, trockenes Blut klebte an meinen Haaren. Ich gab der Schwester den Spiegel zurück, dankte ihr und schlief weiter. Als ich erneut erwachte, versuchte ich, nicht an mein Gesicht zu denken, sondern mich daran zu erinnern, daß alles, was man mir sagte, stimmte. Die Operation war erst vor wenigen Stunden beendet worden, und ich konnte das Endergebnis nicht nach dem beurteilen, was ich im Spiegel gesehen hatte. Weitere Operationen würden folgen, um das Transplantat zu korrigieren und die Extrahaut zu entfernen, die man bewußt wegen der Schwellungen dort angebracht hatte, aber auch, um das darunterliegende Transplantat besser beobachten zu können.

Die nächsten Stunden waren kritisch. Es war wichtig, daß das Transplantat seine eigene Blutversorgung aufrechterhielt. Jede Stunde erschien eine Schwester und berührte das verpflanzte Gewebe, um zu fühlen, ob es noch warm war. Dann drückte sie mit dem Finger dagegen, um die Kapillarreaktion zu testen. Ich sah, wie ihre Hände näher kamen, spürte jedoch nichts. Ich sorgte mich nicht im geringsten darüber, ob das Transplantat überlebte, ich nahm einfach an, daß das der Fall sein würde. Weit wichtiger war für mich die Frage, ob das Ganze nicht ein schrecklicher Fehler gewesen war. Ich wußte, daß ich keine Perfektion erwarten konnte, aber ich hatte keine Ahnung gehabt, wie seltsam es aussehen würde. Ich versuchte, nicht daran zu denken. Und wenn ich daran dachte, versuchte ich weiter in die Zukunft zu denken, an die nächste Operation, die diese Operation korrigieren würde.

Ich konzentrierte mich auf den Heilungsprozeß. Anfangs war es kein Problem gewesen, ruhig im Bett zu liegen, aber jetzt bekam ich Beinkrämpfe. Um sie zu lindern, mußte ich meine Beine

bewegen, was wiederum zu blitzartigen Schmerzen in den Rumpf-
muskeln führte. Ich kam mir vor, als wäre ich in einem Science-
fiction-Film gelandet, wo man Verbrecher in seltsamen, unsichtbaren Kraftfeldern gefangenhält. Gleichzeitig hatte ich nichts
gegen den Schmerz. Schmerz ist wenigstens ehrlich und offen; bei
ihm weiß man immer genau, womit man es zu tun hat.

Nach den ersten Stunden wurde ich von der Intensivstation auf
eine Sonderstation verlegt, auf der nicht mehr ganz so sorgfältig
beobachtet wurde. In dem Raum standen noch drei weitere Betten. Das Bett genau mir gegenüber war leer. In dem Bett daneben
lag ein Mädchen, das, wie ich durch heimliches Lauschen erfahren hatte, an einem Gehirntumor litt und im Sterben lag. Verwandte kamen und brachten ihr Geschenke, die sie mit aus-
druckslosem Gesicht öffnete. Sie brabbelte unverständliches Zeug
und wurde zunehmend frustrierter, wenn niemand sie verstand,
bis sie einen regelrechten Wutanfall bekam und Gegenstände
durchs Zimmer und in Richtung meines Nachbarbettes warf, in
dem ein Junge namens Michael lag.

Der erste Satz, den Michael zu mir sagte, bezog sich auf das
Plüschkänguruh, das mir meine Mutter gekauft hatte und über
das alle Schwestern Kommentare abgaben. Er bemerkte nur
trocken, daß mein Känguruh die Stellung seines Affen als das
hübscheste Spielzeug auf der Station usurpiert habe. Sein Affe
hing, eine Armeslänge über seinem Bett, an einer Stange. Ich
wußte nicht, was usurpiert bedeutet. Als ich ihn danach fragte,
lachte er. Er war nur ein Jahr älter als ich, aber er schien bereits ein
ganzes Leben hinter sich zu haben.

Wenn Michael sich aufsetzen wollte, griff er nach der Stange über
seinem Bett und zog sich mit den Armen hoch. Er trug keine Py-
jamajacke, so daß ich, wenn er sich aufsetzte, das Spiel seiner
Rückenmuskeln beobachten und die roten Linien sehen konnte,
die sich in die blasse Haut eingeprägt hatten; Linien, die darauf
hinwiesen, daß er schon zu lange auf dem Laken lag. Er erzählte

mir, er sei von einem zweistöckigen Gebäude aus in einen Swimmingpool getaucht und hätte sich dabei den Rücken verletzt. »Warum hast du das getan?« – »Ich weiß nicht«, antwortete er, während er zur Decke schaute. »Es war der Swimmingpool eines Freundes«, fuhr er einen Augenblick später fort, als könne das die Situation erhellen.

Er klang stets etwas gelangweilt und ein wenig abwesend. Aber wenn er mit mir sprach, was in den folgenden Tagen öfters vorkam, fühlte ich mich immer geehrt, daß er überhaupt mit mir sprach. Würde er, wenn er auf meine Schule ginge, zu denjenigen gehören, die sich über mich lustig machten? Ich warf ihm verstohlene Seitenblicke zu, sah sein langes, welliges Haar, die Bartstoppeln an seinem Kinn und über der Oberlippe und dachte, ja, wahrscheinlich würde er dazugehören. Jetzt lagen wir nebeneinander, hatten beide starke Schmerzen, und ich wußte, er würde nicht einmal im Traum daran denken, mir etwas Gemeines an den Kopf zu werfen. Ich fühlte einen schwachen Triumph. Jemand war aus »jener anderen Welt« in meine gelangt.

Eines Abends weigerte Michael sich, eine bestimmte Pille zu nehmen, und der Arzt kam, um mit ihm darüber zu sprechen. Michael stritt sich andauernd mit den Ärzten, löcherte sie mit Fragen und weigerte sich, etwas zu tun, was er nicht tun wollte. Er war das genaue Gegenteil von mir, die ich immer auf ein Lob als »Muster-Patientin« aus war. Es war schon spät, die Deckenbeleuchtung war bereits ausgeschaltet. Jemand hatte Michaels gelben Vorhang zugezogen. Ich sah seinen und den Schatten des Arztes. Die Pille, die Michael sich zu nehmen weigerte, brauchte er für seinen Magen. Der Arzt erklärte ihm, daß die Verdauungssäfte verrückt spielten, wenn jemand so lange liegen muß, und daß diese Pille sie zähmen würde. Doch Michael weigerte sich immer noch und protestierte laut dagegen. Ich verstand es nicht. Warum nahm er sie nicht einfach? Dann begann er plötzlich zu weinen und schrie den

Arzt an, er solle verschwinden. Nachdem er fort war, lag ich einfach nur da, beobachtete Michaels Schatten und fragte mich, ob ich etwas sagen sollte.

Ein paar Minuten später kam eine Schwester, um seinen Urinkatheterbeutel zu leeren. Mir war klar, daß er auch einen hatte, ich hatte selber einen, aber ich hatte mir nie Gedanken darüber gemacht, wie es bei einem Mann funktionierte. Die Schwester hatte den Vorhang nicht richtig zugezogen. Als ich zu Michaels Bett hinüberblickte, sah ich zum ersten Mal in meinem Leben den Penis eines erwachsenen Mannes; dieser hier war durch den Schlauch, der in ihm steckte, hoch aufgerichtet. Es überkam mich wie ein Schock: erst jetzt wurde mir klar, daß Michael für immer gelähmt war, und das mit siebzehn Jahren, nur wegen eines dummen Einfalls, für dessen Ausführung er gerade einmal zehn Sekunden gebraucht hatte.

Ich konnte nicht umhin, seine Lage mit meiner zu vergleichen. Mein Leben unterschied sich von dem der meisten anderen Menschen, aber es war im wesentlichen mein Leben. Ich haßte das Gesicht, das ich noch vor wenigen Tagen gehabt hatte, und ich wußte nichts über mein jetziges Gesicht, nur, daß ich Angst davor hatte. Aber es existierte. Es war da. Und ich brauchte es mir nur anzuschauen, um zu sehen, was es war. Michael hatte etwas verloren, das er nie wieder zurückbekommen würde; mein Gesicht hatte nur eine neue Form angenommen. Ich wagte nicht, daran zu denken, daß die nächste Form etwas war, was ich mir wirklich wünschen, etwas, das mir gefallen könnte. Ich hatte das Gefühl, daß sich in dem Ganzen ein Sinn verbarg.

Zwei Tage später wurde ich auf eine reguläre Station verlegt. Als man mich aus dem Zimmer rollte, versprach ich Michael, daß ich ihn besuchen würde. Ein Versprechen, das ich niemals halten sollte. Sobald ich auf meiner Station war, nahmen die Befürchtungen wegen meines Gesichts wieder zu und verdrängten Michael und dessen Lage aus meinem Kopf. Ich konnte jetzt schon allein auf die Toilette gehen. Jedesmal, wenn ich die Tür öffnete, sah ich als erstes mein Gesicht. War ich das wirklich? Ich wußte, daß ich es sein mußte; aber wie konnte es zu dem Menschen gehören, für den ich mich hielt; zu dem Menschen, der ich sein wollte? Ich betrachtete die ganze Operation als einen Mißerfolg, und wenn die Ärzte vorbeikamen und mir sagten, wie gut es heile, wie gut es aussähe, sank mein Herz. Wir sprachen zwei verschiedene Sprachen, und wenn das hier gut aussah, dann mußte das, was ich als gut betrachtete, ein unerfüllbarer Traum sein. Ich kam mir dumm vor, weil ich überhaupt Erwartungen und Hoffnungen gehabt hatte.

Als ich wieder zu Hause war, mußte ich ständig an Michael denken. Stellte er sich jemals vor, wie er dort auf dem Dach gestanden hatte? Versuchte er sich zu erinnern, wie es war, sein Schicksal für den Bruchteil einer Sekunde nicht mehr zu kennen? Wenn er es nicht tat, dann tat ich es für ihn. Ich schloß die Augen, um die Höhe zu spüren, das helle Blau des Pools unter mir zu sehen, der mir zuzwinkerte; stellte mir vor, wie ich die Knie beugte, den Zug in den Waden spürte, während ich erst hoch- und dann hinabsprang und aus der Welt des Unbekannten in die Welt immerwährenden Bedauerns fiel.

Kapitel 10

Die Praktiken
der Befangenheit

Erst zu Hause gestattete ich mir, mein neues Gesicht genauer anzuschauen, das noch sehr geschwollen war. Es würde Monate dauern, bevor die Schwellung abgeklungen wäre. Eine dünne Narbe
zog sich über die ganze Länge. In der Mitte der Narbe befand sich
eine Insel aus bleicher Haut, die man meiner Hüfte entnommen
hatte. Diese Haut, so hatte man mir versichert, würde bei einer
späteren Operation entfernt werden. Sie war nur da, damit meine
Gesichtshaut wegen der Schwellung nicht zu sehr gestrafft würde.
Als ich die Hand über die geschwollenen und verfärbten Teile legte, versuchte ich mir vorzustellen, wie es wohl aussehen mochte,
wenn es »besser« war. Wenn ich das Gesicht, die Hand und den
Spiegel im richtigen Winkel hielt, sah es gut aus. Aber in meiner
Phantasie sah es noch besser aus als gut. Es sah wunderschön aus.
Doch es war eine Schönheit, die in der Zukunft existierte, und
zwar nur in einer möglichen Zukunft. So wie es jetzt war, haßte
ich mein Gesicht. Ich richtete meine Gedanken wieder nach innen; und diese seltsame Phantasie über die Schönheit wurde zu etwas sehr Privatem, zu einem Wunsch, den ich aus Scham niemandem anvertraute. Es war vor allem eine tröstliche Phantasie.
Jedesmal, wenn ich mir vorzustellen versuchte, wie es sein würde,
schön zu sein, fiel mir nur ein Leben ohne die ständige Furcht vor
dem Alleinsein ein; ein Leben, in dem die große Bürde der Isola-

tion, die ich spürte, wenn ich mich häßlich fühlte, von mir genommen war.

Die High School fing erst in zwei Monaten an. Ich begutachtete insgeheim jeden Tag mein Gesicht und fragte mich, wie es wohl am ersten Schultag aussehen würde. Ich hatte angenommen, es würde schon vor Schulbeginn eine zweite »korrigierende« Operation geben, aber wie sich herausstellen sollte, mußte ich noch mindestens drei Monate warten, eine Zeitspanne, die mir vergeudet und unüberwindlich schien. Was sollte das Ganze, wenn ich am ersten Schultag mit diesem Gesicht in die neue Schule gehen mußte?

Mir fiel nur eine Lösung ein: Ich mußte aufhören, mir darüber Sorgen zu machen. Ich wurde anspruchsvoll, holte mir nur noch dicke Wälzer mit russischen Namen aus der Bücherei, schleppte sie ständig mit mir herum und las sogar manchmal darin. *Anna Karenina, Die Brüder Karamasow, Die toten Seelen.* Ich las sogar *Jude the Obscure,* nur weil mir der Titel gefiel, und auch sonst alles, was sich schwierig und tiefschürfend anhörte. Oft vermißte ich in diesen Büchern die subtilen Nuancen, aber sie zeigten mir eine Welt, in der Ehre, Tugend und die Hingabe an die Wahrheit zählten. Diese Geschichten trösteten mich, obwohl es meiner Aufmerksamkeit keineswegs entging, daß jene Attribute hauptsächlich Männern zugeschrieben wurden. Die Frauen mochten ebenfalls tugendhaft sein, doch schien ihre körperliche Schönheit für die Geschichte entscheidend zu sein.

Schließlich war der erste Schultag gekommen. Ich fuhr mit dem Bus, betrat die Klasse und brachte die Schulstunden hinter mich, wobei ich mich so unsichtbar wie möglich machte. Meine Haare waren jetzt lang. Ich hielt den Kopf stets gesenkt. Die dunkelblonden Haare verbargen die Hälfte meines Gesichts. Da ich es aufgegeben hatte, so etwas Unwichtiges wie einen gesellschaftlichen Status zu suchen, verbrachte ich die Tage damit, meine Altersgenossen mit einem perfekt ausbalancierten Desinteresse zu betrachten. Ich blieb die Außenseiterin, wie viele jener Romanfiguren, von denen ich gelesen hatte, und fand in dieser Rolle großen Trost. Zweifellos war ich mir der Gerissenheit und Gewandtheit, mit der meine Klassenkameraden ihre diversen Dramen und gesellschaftlichen Tänze absolvierten, bewußter als sie selbst.

Meistens ließ man mich zufrieden. Die Schüler hier waren ein wenig reifer als auf der Junior High School, und es kam selten vor, daß sich jemand über mich lustig machte. Aber ich war immer noch in Warteposition. Jedesmal, wenn ich merkte, daß mich jemand anschaute, erwartete ich das Schlimmste. Normalerweise schauten sie einfach nur und zeigten nicht besonders viel Interesse. Das tat mir gut. Aber es sah so aus, als ob immer, wenn ich anfing, mich zu entspannen und meinen Schutz fallenzulassen, irgendein großmäuliger Junge das Bedürfnis verspürte, seine Freunde darauf hinzuweisen, wie häßlich ich sei.

Als ich eines Tages in meine Englischklasse kam, fand ich eine Ausgabe von Hesses *Siddhartha*, seiner Darstellung der Lebensgeschichte Buddhas, auf meinem Stuhl. Meine Vorstellungen vom Buddhismus waren bestenfalls skizzenhaft; aber die ersten Seiten des Buches erinnerten mich an jene Botschaft der Gnade, der Würde und des Lichts, der ich zum ersten Mal in den christlichen Broschüren begegnet war, die mir schon lange nicht mehr geschickt wurden. Ich hatte mein Streben nach Erleuchtung fast vergessen; hatte fast vergessen, wieviel Zeit ich damit verbracht hatte, mir das wichtige Treffen mit dem großen Guru vorzustellen. Nun, nach so langer Zeit und so großem Verlust, nahm ich dieses Buch, das jemand auf meinem Stuhl liegengelassen hatte, als ein Zeichen. Ich kam zu dem Schluß, daß das Verlangen, das Begehren und all seine schmerzlichen Verwicklungen etwas waren, von dem ich frei sein sollte und auch frei werden würde.

Zwei Monate nach Schulbeginn stand die lang erwartete Korrektur-Operation auf dem Terminkalender. Ich konzentrierte mich ganz auf das bevorstehende Datum, in dem Glauben, ich könne möglicherweise doch noch anfangen zu leben, sobald ich das Gesicht hatte, das ich haben »sollte«. Natürlich wußte ich, daß diese Operation nur eine von vielen war, aber sie würde zweifellos ein Versprechen, eine Andeutung dessen enthalten, wie sich alles entwickeln würde.

Nach drei Wochen voller Unruhe und Sorge ging ich ins Krankenhaus. Als ich am nächsten Tag im Aufwachraum zu mir kam, beugte sich gerade eine Krankenschwester mit Brille über mich. Vorsichtig suchte ich mein Spiegelbild in den Gläsern. Da lag ich, mit wirren Haaren und blassem Gesicht, und sah, soweit ich es beurteilen konnte, noch genauso aus wie früher. Ich berührte mein Gesicht, spürte die Naht. Ein paar Stunden später hatte ich mich bereits so weit erholt, daß ich ohne fremde Hilfe, vorsichtig einen Fuß vor den anderen setzend, zur Toilette gehen konnte, wo ich mich zwang, in den Spiegel zu sehen. Abgesehen davon, daß ich aussah, als hätte ich gerade eine böse Grippe hinter mir, hatte sich nichts verändert. Der Hautflicken war zwar fort, aber an Form und Aussehen meines Gesichts hatte sich nichts geändert.

Ich gab mir selbst die Schuld an der Verzweiflung, die in mir aufstieg: Verzweiflung war nur die Folge enttäuschter Erwartungen. Und wenn dieses Gefühl das Ergebnis zu hoher Erwartungen war, dann mußte ich mich davor schützen, zu hohe Erwartungen zu hegen. Schließlich ging es mir ja, relativ gesehen, recht gut. »Ich habe zu essen«, sagte ich mir, »und einen Platz zum Schlafen.« Wenn also mein Gesicht häßlich war und andere Menschen mich danach beurteilten, dann war es ihr Problem und nicht meines. Diese Logik bot weniger Stärkung als früher, aber sie entfernte mich von dem, was mich am meisten verletzte. Ich nahm es als ein Zeichen dafür, daß es mir bessergehen würde, wenn ich mich von meinen Wünschen frei machte.

Am Morgen vor meiner Rückkehr zur Schule war ich zu dem Schluß gelangt, daß mein Gesicht eigentlich ein Aktivposten war. Es stimmte, ich haßte mein Gesicht und sah in ihm den Grund für meine Isolation, aber man konnte es auch als eine Art Lektion interpretieren. Ich hatte einiges über Inkarnation gelesen, darüber, wie sich die Seele verschiedene Leben aussucht, um immer mehr über sich selbst zu lernen und sich schließlich ganz vom karmischen Kreislauf zu befreien. Weshalb hat sich meine Seele gerade dieses Leben ausgesucht, fragte ich mich, und was war der Sinn? Was konnte ich von einem Gesicht lernen, das so häßlich war wie meins? Mit sechzehn Jahren kam ich zu dem Schluß, daß es immer nur um Wünsche und Liebe ging.

Im Laufe der Zeit hatte sich meine Ansicht über das, »worum es eigentlich geht«, verändert; aber der wichtigste Aspekt war, daß es einen Grund dafür gab, weshalb es gerade mir passiert war. Ich hatte nicht länger das Gefühl, bestraft zu werden, wie während der Chemotherapie; ich versuchte mein Gesicht als eine Möglichkeit zu sehen, als etwas, das noch nicht enthüllt worden war. Vielleicht war mein Gesicht ein Geschenk, um zu Verständnis und Erleuchtung zu gelangen. Das alles war recht edel gedacht, nur daß ich mich, wenn ich mein Gesicht mit Häßlichkeit gleichsetzte und glaubte, daß ich ohne mein Gesicht jenen tiefen, bodenlosen Schmerz niemals erfahren hätte, den ich Häßlichkeit nannte, bloß noch weiter von den anderen absonderte; jenen anderen, von denen ich annahm, daß sie noch nie einen derart tiefen Schmerz erfahren hätten. Was nicht heißen soll, daß ich ihnen ihren Schmerz nicht zugestand. Ich versuchte mein Bestes, einfühlsam zu sein, weil ich es für ein »gutes« Gefühl hielt. Aber in Wirklichkeit war ich Richter und Henker in einer Person, von meinen Altersgenossinnen angewidert, die ihren Ängsten auswichen, indem sie ihre Energie auf Dinge verwandten, die so unwirklich waren wie Mode, Freunde und Klatsch.

Ich versuchte zwar mein Bestes, aber meistens war ich bei der Suche nach Erleuchtung so hoffnungslos schlecht wie früher beim Dodge-Ball-Spiel. Es schien egal zu sein, wie verzweifelt ich mir wünschte, den Ball zu fangen – ich ließ ihn auch jetzt immer wieder fallen. So verzweifelt ich auch jeden einzelnen meiner Mitschüler und Mitschülerinnen lieben und mich in esoterische Gefilde erheben wollte – wenn mich jemand häßlich nannte, plagten mich immer noch Gefühle, die ich als kleinliches Verlangen und geheimen, bösen Haß ansah.

Ich haßte Danny in der Orchesterklasse, weil ich in ihn verliebt war und wußte, daß er sich niemals in mich verlieben würde. Diese Wut erschreckte mich am meisten, und ich drängte jede ihrer Regungen zurück. Jedesmal, wenn ich spürte, wie der Haß oder ein anderes »böses« Gefühl hochkam, kehrte ich es mit einem Besen aus spirituellen Binsenwahrheiten aus. Doch je stärker ich versuchte, meine Gefühle zu leugnen, desto höher hoben sie ihre häßlichen Häupter. Ich haßte nicht nur Danny, gerade weil ich in ihn verliebt war, ich haßte auch Katherine, das Mädchen im Orchester, in das *er* verliebt war. Als ich versuchte, dieses Gefühl zu verdrängen, ertappte ich mich dabei, wie ich statt Katherine selbst ihr Cello haßte, auf dem sie ausgezeichnet spielte. Der Kreis schloß sich schließlich bei mir: Ich haßte mich dafür, daß ich je die absurde Vorstellung gehegt hatte, Danny könne mich mögen.

Ich neidete Danny seine Liebe für Katherine nicht. Schließlich war sie hübsch und obendrein noch talentiert; weshalb also sollte er sich nicht in sie verlieben? Weil mich niemals jemand auf diese Weise begehren würde, durfte ich mir so etwas nicht wünschen. Und deshalb, so folgerte ich, konnte ich meinem Gesicht dafür dankbar sein, daß es mir half, den Irrtum irdischer Wünsche zu erkennen. Diese verwickelte, komplizierte Dankbarkeit hielt normalerweise ungefähr fünf Minuten vor, bevor sie einer schlichten Niedergeschlagenheit wich.

Als noch etwas von dem Versicherungsgeld übrig war und bevor wir von der aufgelaufenen Steuerschuld erfuhren, hielt meine Mutter großzügig ihr Versprechen und kaufte mir ein neues Pferd. Ich brachte es auf Snowcap unter, einem professionelleren und gepflegteren Reitstall als Diamond D. Dort lernte ich richtig reiten. Der registrierte Name meines Pferdes war noch alberner als Sure Swinger, also nannte ich die Pferdedame einfach Mare. Ich verliebte mich genauso in sie, wie ich mich in Swinger verliebt hatte, und hatte genauso Pech mit ihr. Kurze Zeit nachdem ich sie bekommen hatte, brach sie sich, als man sie aufs Feld trieb, ein Bein. Während sie pathetisch in den Anhänger hinkte, sagte man mir, daß man sie als Zuchtstute verkaufen könne. Aber ich wußte, daß sie zu alt dafür war und daß man sie schon bald töten würde. Wieder war mein Herz gebrochen worden, doch diesmal zerfloß ich vor Selbstmitleid. Ich sagte mir, daß alles, was ich liebte, verdammt war; und selbst wenn ich mir meines eigenen, aufgeblasenen Melodramas bewußt war, wie in jener Nacht, als ich fast auf dem Krankenhausboden zusammengebrochen wäre, wußte ich um den seltsamen Trost, der dieser romantischen, tragischen Rolle innewohnte.

Glücklicherweise erlaubten mir die Besitzer von Snowcap, als Trainingsreiterin im Reitstall zu bleiben. Das war ideal. Ich konnte nicht nur jedes Pferd, das mir gefiel, kostenlos reiten, manchmal sechs am Tag, und dadurch eine Menge Erfahrungen machen, sondern es gab meinem Leben auch eine Mitte. Ich ertrug die Schule, weil ich wußte, daß ich mich danach schnurstracks zum Reitstall begeben würde, wo ich bis acht oder neun Uhr abends bleiben konnte. Der Reitstall wurde zu einem Ort, an dem ich ich selbst sein konnte. Ich genoß die Körperlichkeit des Reitens, die Dressurakte, in denen ich gut war. Sie schenkten mir ein Gefühl der Erfüllung, der Vollkommenheit. Ich verbrachte sowenig Zeit wie möglich zu Hause.

Die zehnte Klasse verlief ohne Zwischenfälle. Ich wurde noch einmal operiert, eine Operation, die mir genauso trivial und wirkungslos vorkam wie die letzte. Ich begann, sehr viel Zeit vor dem Badezimmerspiegel zu verbringen. Wie früher war ich bereit einzuräumen, daß die obere Hälfte meines Gesichts in der Tat recht hübsch war. Doch es kam mir immer noch so vor, als würde sie von der unteren Hälfte völlig ausgelöscht. Vor dem Spiegel zerrte und zupfte ich so lange an den Teilen meines Gesichts herum, die ich für häßlich hielt, bis ich so aussah, wie ich meiner Meinung nach aussehen sollte. Wenn ich dann endlich den richtigen Winkel gefunden hatte, erfüllte mich ein intensives Gefühl der Erleichterung und Akzeptanz und richtete mich wieder auf.

Obwohl ich es nicht wagte, solche Gedanken zu hegen, hoffte ich insgeheim, daß, sobald mein Gesicht wieder in Ordnung war, auch mein Leben in Ordnung kommen würde. Jenes Versprechen der Schönheit, das sich in dem Gefühl des Trostes und der Akzeptanz äußerte, würde immer und ohne Mühe vorhanden und nicht etwas sein, das mühsam vor dem Badezimmerspiegel heraufbeschworen werden mußte. Meine Häßlichkeit, der Name, den ich meiner Angst, meiner Einsamkeit gegeben hatte, wäre dann nur noch eine ferne Erinnerung. Ich mußte einfach nur mit soviel Würde, wie ich aufbringen konnte, auf mein wirkliches und wunderschönes Gesicht warten. Wenn ich schwankte, wenn mich eine Hänselei oder eine subtilere Zurückweisung deprimierte, tröstete ich mich, indem ich mir sagte, daß mein jetziges Gesicht nicht mein wirkliches Gesicht, sondern eine seltsame Maske sei. Das Gesicht dort im Spiegel hatte nichts mit mir zu tun.

In diesem Sommer verbrachte ich jede freie Minute im Reitstall. Eines Tages, als es zu heiß war, um viel zu tun, fuhr ich mit einigen Leuten vom Reitstall in eine andere Stadt, um Besorgungen zu machen. Auf der Hauptstraße blieben wir im Stau stecken. Während wir uns im Schneckentempo weiterbewegten, schaute ich, ganz in meiner eigenen Welt verloren, aus dem Fenster. Eine Bäckerei, deren Tür in einem merkwürdigen Winkel im Rahmen hing, erregte meine Aufmerksamkeit. Sie erinnerte mich an etwas, aber ich wußte nicht genau, an was. Dann fiel mir ein, daß ich vor zehn oder zwölf Jahren mit meinem Vater in dieser Stadt gewesen war. Er fuhr sonntags gern herum, um die Umgebung zu erkunden. Sarah und ich liebten es, ihn auf seinen Streifzügen zu begleiten. Wir standen auf den Rücksitzen und sangen mit ihm Lieder aus seiner fernen Kindheit; Lieder, die ihm so vertraut und lieb waren, daß wir diese seltsame, traurige Liebe in seiner Stimme hörten. Plötzlich und unerwartet und meines Wissens zum ersten Mal seit seinem Tod sehnte ich mich nach der Gegenwart meines Vaters. Während seines Krankenhausaufenthaltes hatte ich ihn nur ein einziges Mal besucht. Im Laufe des Besuches war ich nach draußen gegangen, um dort auf die anderen zu warten. Die Gerüche und Geräusche waren so vertraut. Es war der süße Geruch der Desinfektionsmittel und des Bohnerwachses, der Duft des zu lange gekochten Essens im Hintergrund, die metallischen Geräusche der Dauertropfinfusions-Galgen, die über den Flur geschoben wurden. Aber ich war hier nur zu Besuch. Ich war mir einsam und nutzlos vorgekommen; wie ein Mensch ohne Identität. Ich hatte nicht gewußt, was ich tun sollte. Ich wußte auch jetzt nicht, was ich machen sollte. Ich wollte den Kummer weder ignorieren noch darüber hinwegkommen, weil das bedeuten würde, daß ich meinen Vater nicht geliebt hätte. Als mein Pferd starb, habe ich tagelang fast ununterbrochen geweint. Es war ein unvermischter und unkomplizierter Verlust. Doch die Liebe zu meinem Vater war anders gewesen. Mehr als ein Jahr nach seinem Tod wurde mir plötzlich klar, wie sehr ich mich nach seiner Gegenwart sehnte.

Ich begann mir vorzustellen, wie mein Vater mich im Krankenhaus besuchte und neben mir stand. Ich versuchte mich mit aller Kraft daran zu erinnern, strengte mich an, die Hintergrundgeräusche des Krankenhauses zu hören, das gestärkte Laken zu spüren, die sich nähernden Schritte meines Vaters, das Rascheln seiner Kleider zu hören, wenn er neben mir stand; sein Hüsteln zu hören, mit dem er feststellen wollte, ob ich wach war. Ich stellte mir vor, wie ich ganz langsam und sehr vorsichtig die Augen öffnete und versuchte, ihn neben meinem Krankenhausbett stehen zu sehen. Aber ich konnte nur sehr verschwommene Umrisse heraufbeschwören, flüchtige Details, die den Rest von ihm nur zu verbergen schienen; wie gut seine Uhr ums Handgelenk paßte und wie er mit dem Finger den Umrissen seines Ohrs folgte.

Da ich jeden Tag viel Zeit vor dem Spiegel verbrachte, glaubte ich zu wissen, wie ich aussah. Deshalb traf es mich wie ein Schock, als ich eines Nachmittags gegen Ende des Sommers, als ich mit meiner Mutter einen Einkaufsbummel machte, um mir ein neues Hemd zu kaufen, mein Gesicht im harten Neonlicht der Umkleidekabine sah. Während ich das neue Hemd über den Kopf zog, erblickte ich kurz mein Spiegelbild von einem gegenüberstehenden Spiegel noch einmal reflektiert, wodurch das Gesicht, das ich normalerweise im Spiegel sah, seitenverkehrt wurde. Ich stand bewegungslos da, das Hemd halb angezogen, die Haut im Neonlicht besonders bleich, und sah, wie asymmetrisch mein Gesicht aussah. Was war geschehen? Ich ging näher zum Spiegel und berührte meine rechte Gesichtshälfte, die gerade erst vor einem Jahr mit einem Transplantat versehen worden war. Ich sah zum ersten Mal klar und deutlich, daß das meiste davon verschwunden war, sich buchstäblich in nichts aufgelöst hatte. Der Anblick verwirrte mich, aber noch mehr verwirrte mich, wenn ich daran dachte, wie lange es gedauert hatte, bis es mir aufgefallen war; wie meine Augen insgeheim gegen mich gearbeitet und mir in bezug auf die sich allmählich entwickelnde Asymmetrie etwas vorgemacht hatten; und daß dieses Spiegelbild, dieses umgekehrte Bild meiner selbst, das wahre Bild war, mein Gesicht, wie es die anderen sahen.

Ich kam mir so töricht vor. Da spazierte ich die ganze Zeit mit der geheimen Vorstellung verheißener Schönheit herum – und hier war die Realität. Ich sah Dr. Baker ein paar Wochen später und wollte ihn unbedingt fragen, was falsch gelaufen war. Aber ich brachte kein Wort über die Lippen. Nebenbei gesagt wußte ich, daß das Transplantat absorbiert worden war, daß mein Körper es einfach zurückgenommen hatte. Dr. Baker hatte mich davor gewarnt, daß so etwas geschehen könnte. Er sprach davon, bis zur nächsten großen Operation noch ein paar Jahre zu warten; davon, daß ich noch etwas wachsen solle. Wir sprachen über eine Reihe kleinerer Operationen, durch die das, was bereits vorhanden war, angepaßt werden sollte. Aber es gab nur vage Gespräche über neue Transplantate, davon, noch mehr zartes Gewebe oder gar Knochen zu verpflanzen. Während ich in Dr. Bakers teuer eingerichteter Praxis saß, fühlte ich mich völlig machtlos. Zu erkennen, daß ich meine Ideale und Erwartungen ändern mußte, war eine Sache, aber zu wissen, wie, eine andere.

Dieser unerwartete Anblick in der Umkleidekabine wurde zu einem Wendepunkt in meinem Leben. Ich wurde von starken Schamanfällen überwältigt, die in unberechenbaren Intervallen auftraten. Den ersten Anfall hatte ich, während ich mit Hans sprach, meinem Reitstallboß. Er beschrieb mir, wie er ein bestimmtes Pferd geritten haben wollte. Ich schaute ihm in die Augen, während er mit mir sprach, und er blickte in meine. Und plötzlich, ohne jede Vorwarnung, hatte ich das Gefühl, daß er mich nicht anschauen sollte, daß ich zu schrecklich aussah, daß ich es nicht wert sei, angeschaut zu werden, daß meine Häßlichkeit einem großen persönlichen Versagen gleichkam. Ich war aufgewühlt und wurde innerlich immer kleiner, während ich verzweifelt nach einer Lösung suchte, um mich aus dieser Lage zu befreien. Ich wählte die einzige Lösung, von der ich wußte, daß ich darin gut war: Ich tat so, als wäre alles in Ordnung. Ich riß mich zusammen, atmete tief ein und blickte ihm weiter in die Augen; entschlossen, ihn nichts von dem wissen zu lassen, was in meinem Innersten vor sich ging.

In diesem Sommer ritt ich zum ersten Mal in lokalen Schul-

Shows für Hans. Ich trug auch sonst immer einen Helm über meinen lose fallenden Haaren, doch bei den Shows verlangte die Etikette, daß alle Haare fein säuberlich unter dem Helm verschwanden. Ich setzte ihn erst in der allerletzten Minute auf und versuchte so lässig wie möglich nach Gummiband und Haarnetz zu greifen. Aus irgendeinem Grunde fiel es mir ungeheuer schwer, meine Haare unter den Helm zu stecken und mein Gesicht zu zeigen. Es war genauso schwer wie eine Konfrontation mit Dr. Woolf und noch schwieriger, als sich einer drohenden Operation zu stellen. Ich hätte freudig jeden körperlichen Schmerz auf mich genommen, wenn ich dafür meine Haare hätte lang tragen dürfen. Niemand bei der Show ließ eine Bemerkung darüber fallen, niemand würde sich darüber lustig machen. Aber ich war auch darüber hinaus. Dennoch war es für mich leichter, mich einem akuten Schmerz zu stellen, wie im Falle der Chemotherapie oder einer Operation, oder mit einem emotionalen Schmerz wie dem Kummer über den Tod meines Vaters fertig zu werden. Ich verbarg doch nur mein Haar mittels Gummiband und Haarnetz unter dem Helm. Niemand brauchte sich über mich lustig zu machen oder mich zu kritisieren, denn das konnte ich damals schon sehr gut selbst.

Die Praktiken der Befangenheit, die Angewohnheit, stets zu Boden zu blicken und das Gesicht hinter den Haaren oder der Hand zu verbergen, waren mir derart zur zweiten Natur geworden, daß es mir gar nicht mehr auffiel. Wenn meine Mutter mich darauf hinwies, in der Hoffnung, ich würde damit aufhören, und mir sagte, daß ich auf diese Weise nur noch mehr Aufmerksamkeit auf mein Gesicht lenkte, war es, als verlange sie von mir, ich solle meine Augenfarbe ändern. Ich träumte von Durchbrüchen in der Wiederherstellungschirurgie, davon, in der Lotterie zu gewinnen und mir eine Insel zu kaufen, von Außerirdischen entführt zu werden, die mir mein eigentliches Aussehen wiedergaben und mich inmitten einer überraschten Menschenmenge wieder absetzten. Und dann harrten dort draußen in der Welt noch Heldentaten meiner, ganze Busladungen voller Babys, die gerettet werden mußten; es mußte dort draußen wenigstens einen verständigen, älteren Mann geben, der in den Zeitungen von meinen Heldentaten las, sich in meine innere Schönheit verliebte und mich von der Plage meiner Existenz fortführte, die durch die Spring Valley High School definiert wurde.

Während des elften und zwölften Schuljahres unterzog ich mich mehreren kleineren Eingriffen. Das Krankenhaus war der einzige Ort, an dem ich nicht unsicher war. Im Gegenteil: mein Gesicht war meine Kriegsverletzung; meine Ehrenmedaille. Auf der Abteilung für plastische Chirurgie wimmelte es von Menschen, die sich die Nase richten oder das Gesicht liften ließen. Sie haßten ihre prächtig gekrümmten Nasen, ihre klugen Falten, ihre exquisiten dünnen Lippen. Bei jener Schönheit, wie sie von der Gesellschaft im allgemeinen definiert wird, schien es nur darum zu gehen, dem Durchschnitt am nächsten zu kommen. Wenn ich mein ursprüngliches, mein heiles Gesicht hätte, dann wüßte ich es zu schätzen, würde die Schönheit darin erkennen. Jedesmal, wenn ich – mit Medikamenten vollgestopft – in den OP-Flügel gerollt wurde, dachte ich: *Jetzt, jetzt; sobald ich aus der Narkose erwache, kann ich zu leben anfangen.* Und ganz gleich, wie enttäuscht ich war, nachdem ich erwacht war und in den Spiegel geschaut hatte – ich verschob das Glück nur bis zur nächsten Operation. Denn das war etwas, worauf ich vertrauen konnte: Es würde immer wieder eine neue Operation, eine neue Chance geben, schließlich doch noch mit dem wahren Leben anzufangen.

Diese Enttäuschungen hatten zur Folge, daß ich mich oft wegen des Gedankens tadelte, ich könne jemals schön genug, gut oder würdig genug sein, um die Liebe eines anderen, ganz zu schweigen von meiner eigenen, zu verdienen. Wen kümmerte es, ob ich mein Gesicht mochte oder nicht, wenn niemand anderer es jemals lieben würde? Wozu war Schönheit gut, wenn nicht, um die Aufmerksamkeit der Männer, des Geliebten, auf sich zu ziehen? Wenn ich eine Straße oder einen Flur entlangging, pfiffen mir manchmal Männer aus einiger Entfernung hinterher, nannten mich Baby, stießen ein Geheul aus und fragten nach meinem Namen. Ich war schmal, hatte eine gute Figur, und mein langes blondes Haar war wunderschön, wenn ich mir die Mühe machte, es zu bürsten. Aber ich wußte, was kommen würde, und ging deshalb mit gesenktem Kopf so schnell wie möglich weiter. Doch manchmal holten sie mich ein, oder ich war gezwungen, an ihnen vorbeizugehen. Sie verstummten sofort, wenn sie mein Gesicht sahen, und eine mächtige und vernichtende Stille breitete sich aus.

Das Leben und die Menschheit im allgemeinen waren grausam und boten nur verschiedene Formen von Leere und Chaos. Ich gelangte zu der Überzeugung, daß die einzige Möglichkeit, beides zu tolerieren, beidem zu entkommen, darin bestand, meine eigene Stärke zu kennen, dem Leben zu trotzen, indem ich es überlebte. Während des Mathekurses versuchte ich herauszufinden, welche meiner Klassenkameraden dieses Trauma durchgestanden hätten, und kam zu dem Schluß, daß es keiner von ihnen geschafft hätte. Ich hatte schon viele Bücher über den Holocaust gelesen, aber jetzt lasen wir im Gesellschaftskundeunterricht die autobiographischen Berichte von Elie Wiesel und Primo Levi, die mich sehr bewegten. Und je mehr ich ihre Botschaft in mir aufnahm, desto surrealistischer färbte sich mein Alltag. Jetzt schien mir alles, aber auch *alles*, wichtig zu sein. Der Geschmack von Salz, von Erdnußbutter und Tomaten, der Geruch der Auspuffgase, der schmale Schneestreifen, der auf der äußeren Fensterbank eines kaum geöffneten Fensters ruhte. Ich glaubte, daß man nur dann im Hier und Jetzt leben, die Welt mit neuen Augen sehen könnte, wenn man sich beständig eine weit schlimmere Wirklichkeit vorstellte. Mein damaliges Leben schien so uninteressant, so unkompliziert zu sein. Manchmal wurde mir die Welt der Sinne eine wahre Zuflucht; doch genausooft nahm ich eine unaufrichtige Pose der Gelassenheit an, die ich einzig als Waffe gegen Menschen benutzte, die ich beneidete oder fürchtete, um mich über sie erhaben und dadurch vor ihnen sicher zu fühlen.

Nach dem Holocaust wandte sich der Gesellschaftskundekurs der Kunstgeschichte zu. Eines Tages kam ich zu spät zum Unterricht. Der Raum war abgedunkelt, und mein Lehrer zeigte gerade Dias. Giacomettis Skulpturen wurden an die Wand geworfen. Ihre langen dünnen Arme deuteten nicht nur nach vorn, sondern auch auf einen Punkt jenseits dieser Welt; während die langen Beine sie anmutig, wenn auch nur schwach, am Boden hielten. Als nächstes kam de Chirico, bei dem die Schatten der Unsichtbaren genau über den Weg des Sichtbaren fielen. Ich hatte früher bereits Munchs *Der Schrei* gesehen und das Bild mit einem gelegentlich auftauchenden Wunsch identifiziert, ein Geheul anzustimmen. Aber erst in diesem Augenblick, in dem abgedunkelten Klassenzimmer, verstand ich, daß die Gestalt möglicherweise gar nicht schrie, sondern sich wegen eines Geräusches oder einer lauten, lauten Klage entsetzt die Ohren zuhielt und den Mund aufriß. Danach kamen Matisses Gemälde an die Reihe, die mir zeigten, wie einfach und mühelos es war, die Welt auf eine wunderschöne Art und Weise zu sehen. Matisse folgte Picasso, der mir klarmachte, wie komplex und schwierig Schönheit ist.

Die Gedichte, die wir im Englischkurs lasen, hatten eine ähnliche Wirkung auf mich. Obwohl ich keinen durchweg differenzierten Geschmack besaß, las ich Gedichte von Keats, Emily Dickinson und Wallace Stevens, die mich auf eine Weise bewegten, die ich nicht verstand. Es war zum Teil jener Mangel an Verständnis, der so bewegend war. Ich las Keats' *Ode To A Nightingale* und spürte, daß dort etwas Wichtiges, etwas Unumstößliches gesagt wurde. Aber in dem Augenblick, als ich die Worte prüfte, die Sätze zergliederte, verschwand ihre Bedeutung.

Im letzten Schuljahr meldete ich mich am Sarah Lawrence College an und wurde mit einem großzügigen Stipendium angenommen. Da ich nicht genau wußte, was ich mit meinem Leben anfangen sollte, beschloß ich, auf ein Medizinstudium hinzuarbeiten. An dem Tag, an dem die Fotos der Schulabgänger gemacht wurden, blieb ich der Schule fern. Ich warf alle nachfolgenden Benachrichtigungen fort, die mich davor warnten, daß mein Foto nicht im Jahrbuch erscheinen würde, wenn ich mich nicht fotografieren ließe.

Kapitel 11

Cool

Bestimmte Menschen verändern im ersten Collegejahr ihr Äußeres drastisch. Das trifft besonders auf das Sarah Lawrence mit seinen nur achthundert eingetragenen Studenten und dem maßgeblich an den freien Künsten orientierten Programm zu. Da es nur eine Stunde von Spring Valley entfernt ist, fuhr meine Mutter mich hin, half mir, die Kisten auf mein Zimmer zu schleppen, und fuhr, nachdem sie sich verabschiedet hatte, wieder fort. Über den Parkplatz vor meinem Fenster hallte *Something tells me I'm into something good* von den Herman's Hermits. Ich nahm es als Omen. Noch Tage zuvor war ich ein nervöses Wrack gewesen, und plötzlich hatte ich das Gefühl, dazuzugehören. Es war ein ungewöhnliches, seltsames Gefühl.

Das Sarah Lawrence ist eine Art Satellit an der New York Lower East Side. Jeder Mensch, dem ich begegnete, schien entweder ganz in Schwarz gekleidet zu sein oder stellte einen bizarren Haarschnitt zur Schau, der auf den übereifrigen Gebrauch von Rasierklingen hinwies. Andere trugen mit beneidenswerter Anmut und exotischem Stil abgerissene Sachen, die so aussahen, als hätte man sie nach der Silvesterparty auf der Titanic am Strand gewaschen. Jeder einzelne kultivierte das Flair eines Außenseiters; man gab sich, als sei man jenseits von Gut und Böse und völlig cool. Da ich selbst eher naiv war, fühlte ich mich von diesen Erscheinungen gefesselt, wurde von ihnen gänzlich in den Bann gezogen und war entsetzt, als ich feststellen mußte, daß die anderen mich nicht verächtlich, sondern besonders nett behandelten und sogar interessiert an mir waren. Nachdem ich meine Habseligkeiten ausgepackt hatte, begab ich mich zu den ersten offiziellen und inoffiziellen Treffen, wo ich überrascht feststellen mußte, wie zwanglos ich mit anderen Menschen Kontakt aufnehmen konnte, wie bereit und fähig ich dazu war. Ich hatte zwar schon vor dem College Freunde gehabt, aber es waren eigentlich keine wirklichen Freunde, sondern Menschen gewesen, mit denen ich viel Zeit verbracht hatte; Menschen, denen ich nie mein privates Selbst offenbart hätte. Aber hier war es anders. Innerhalb von Stunden diskutierte ich intensiv über das Leben, die Kunst, über alles, wonach ich mich so lange gesehnt hatte.

Doch trotz all dieser tiefgründigen Diskussionen schien es immer noch gleich wichtig zu sein, wie man aussah. Nur die Ästhetik hatte sich geändert. Auf ihre Art war die »coole« Mode genauso unerbittlich und unversöhnlich, wie es die »schicke« Mode auf der High School gewesen war, nur daß hier die Unerbittlichkeit mit einem höheren Grad an Individualität zusammenhing. Mit einer erstaunlichen Vorhersagbarkeit, einer Vorhersagbarkeit, die wir, die Rekruten des Coolen, verächtlich von uns gewiesen hätten, falls jemand versucht haben würde, uns darauf hinzuweisen, machte das erste Semester seine Verwandlung durch. Ich bildete dabei keine Ausnahme.

Einige von uns kehrten nach den Thanksgiving-Ferien ohne ihre peinlichen Baumwollhosen und dicken Seemannspullover ins College zurück und waren komplett auf Retro-Punk gestylt: Sie trugen fuchsienrot gefärbte Haare, grüne Fingernägel und lange schwarze Röcke. Andere schienen die Schränke ihrer Großmütter geplündert zu haben, trugen übergroße Kleider, seltsame kleine Federhüte und Perlenhalsbänder, die bis zum Nabel reichten. Wieder andere hatten sich für den Sexobjekt-Look entschieden:

Sie trugen zerrissene Jeans über Spitzenstrümpfen und T-Shirts mit abgerissenen Kragen und Ärmeln. Ich entschied mich, was niemanden überraschen wird, für den »Es-ist-mir-egal-ich-bin-Künstler«-Look, der verlangte, daß alles, was ich trug, der *Bargain Box* entstammte, dem hiesigen Secondhandladen, und nicht mehr als einen Dollar fünfzig kostete. Ich bekam Extrapunkte, wenn ich etwas trug, was ich auf der Straße gefunden hatte.

Diesen Anti-Mode-Statements wohnte Poesie inne. Da ich immer noch vorhatte, Medizin zu studieren, schrieb ich mich für die dazu nötigen naturwissenschaftlichen Vorlesungen ein, mußte jedoch meinen Stundenplan mit einem Fach aus der Geisteswissenschaft auffüllen. Meine Mutter drängte mich, einen der Schreib-Workshops zu belegen, für die das College bekannt war. Doch ich kam zu dem Schluß, daß die Belletristik zuviel Arbeit machte, und entschied ich mich für einen Kurs in Poesie. Mein Dozent war ein Mann namens John Skoyles. Am Ende des Semesters hatte ich angebissen.

Die Dichtung und das Schreiben von Gedichten faßten alles zusammen, was jemals für mich wichtig gewesen war. Ich konnte wie früher im Reich der Sinne verweilen, aber jetzt gab es eine Disziplin. Die Wahrnehmungsfähigkeit war nicht mehr nur ein Mittel, mir meine eigene Welt zu schaffen und der Welt dort draußen auszuweichen, sondern ein Weg, in diese Welt einzutreten. Die Sprache selbst, ihre Worte und Bilder, konnte zu einem Gefäß für das Wahre und Schöne geformt werden, nach dem ich mich so lange gesehnt hatte. Noch erstaunlicher war, daß man versagen, daß man Fehler machen und dennoch daraus lernen konnte.

Die Dichtung wurde für mich zur Religion. Ich verwandelte mich in eine Fantatikerin, die andere in eine Ecke zog und ihnen ohne die geringste Spur von Ironie verkündete: »Das mußt du dir unbedingt anhören, es wird dein Leben verändern.« Ich zitierte alles, von Rilke bis Ashberry; überzeugt, daß augenblicklich sichtbar würde, weshalb mich diese Gedichte so anrührten. Ich erkannte, daß das tiefe Erstaunen, daß die Ehrfurcht innig mit jenen Gefühlen verbunden waren, die ich an mir festgestellt hatte, als ich mich von der Chemotherapie erholte, als das einfache *Sein* Grund genug zur Freude war. Im nachhinein erkenne ich in dieser Freude eine Art Furchtlosigkeit; einen Wegfall der Erwartung, daß die Welt anders sein sollte, als sie war. Und jetzt hatte ich meiner Meinung nach wenigstens die Werkzeuge entdeckt, mit deren Hilfe man diese Form des Seins, diese Schönheit finden konnte.

Am Ende des ersten Semesters hatte ich den Ruf, einer der besten Poeten auf dem Campus zu sein, was mir bei der Entwicklung meiner künstlerischen Persönlichkeit sehr half. Wie trivial war es da, sich über das eigene Aussehen Gedanken zu machen. Für meine schmuddeligen Künstlerkollegen war die mehr als lässige Kleidung ein Zeichen für die Welt, sie als Genies zu erkennen, die zu sehr von ihrem eigenen Genie in Anspruch genommen waren, um sich um etwas so Weltliches wie Kleidung zu kümmern. Aber für mich war dieser Habitus ein wirklicher Versuch, mich nicht darum zu kümmern, der Welt zu zeigen, daß es mich nicht interessierte, was sie über mein Gesicht dachte. In meine sorgsam aufeinander abgestimmte Fadenscheinigkeit gehüllt, hoffte ich, die Welt letzten Endes doch noch zu schlagen, indem ich ihr zeigte, daß ich um meine Häßlichkeit wußte. Doch währenddessen hoffte ich insgeheim immer noch, in diesem Prozeß könne ein potentieller Liebhaber zufällig bemerken, daß unter meinen fleckigen und abgetragenen Kleidern ein einsames, aber wunderschönes Herz schlug.

In Wahrheit bestand kaum die Gefahr, jemanden kennenzulernen, der mich begehrte, und das lag nicht nur an meinem Aussehen. Am College kam auf drei Mädchen ein Mann, und ein Drittel der Männer war aus unterschiedlichen Gründen meistens nicht verfügbar. So wie es aussah, konnte ich mein exzentrisches Aussehen und meine wunderlichen Gedanken ohne die Drohung entwickeln, daß die meisten der grundlegenden Annahmen über mich selbst – die meisten der Kerndefinitionen dessen, was meine Persönlichkeit ausmachte, wie schmerzlich diese Definitionen andererseits auch gewesen sein mochten – untergraben würden.

In diesem Sommer sah ich voller Erwartung dem zweiten Versuch mit freien Hautlappen entgegen. Aber es sollte nicht sein. Meine Mutter mußte ihre Arbeit in der Privatklinik aufgeben, was zur Folge hatte, daß ich nicht länger krankenversichert war. Um ihre finanzielle Last zu erleichtern, entschloß sie sich, das Haus zu verkaufen, was jede Menge Reparaturen und ein allgemeines Aussortieren bedeutete. Nachdem ich wochenlang Formulare ausgefüllt und Stunden am Telefon verbracht hatte, erhielt ich schließlich Medicaid. Ich besuchte Dr. Baker, und gemeinsam beschlossen wir, die Operation auf den folgenden Sommer zu verschieben, da dieser Sommer bereits zur Hälfte vorbei war.

Das Haus wurde im Frühherbst meines zweiten Collegejahres verkauft. Jahrelang war unser armes, altes, verfallenes Haus nur eine Behinderung gewesen. Ich hatte seinen Wert als eine verläßliche Quelle des Trostes, als einen Ort, zu dem man immer wieder zurückkehren konnte, unterschätzt. Doch als es verkauft worden war, vermißte ich es zu meiner Überraschung. Ich kam mir vor wie ein Waisenkind – ein Gefühl, das sich auch in meiner Sprache ausdrückte. Das Wort *Heim* erblühte in meinen Gedichten. Die Schulferien verbrachte ich eher bei Freunden als in dem neuen, kleineren Apartment meiner Mutter. Anders als auf der High School besaß ich jetzt eine große Anzahl unterschiedlicher und ohne Zweifel wunderbarer Freunde, die ich sehr schätzte.

Durch sie entdeckte ich, was für ein Gefühl es war, Menschen zu lieben. Ich stellte fest, daß es eine Form der Liebe gab, die sich kaum von der Liebe unterschied, die man bei der künstlerischen Arbeit brauchte. Es war nicht einfach, meine Freunde immer so zu sehen, wie sie waren, statt so, wie ich sie mir wünschte; sich stets zu bemühen, sie zu sehen, wie sie wirklich waren. Meine Eitelkeit gestattete mir, stolz auf meine vielen unterschiedlichen Freunde zu sein. Ich hatte zu politisch radikalen und offen hedonistischen Menschen, zu solchen, die sich intensiv mit dem Spirituellen beschäftigten, und jenen, die sich keinen Deut darum scherten, ein gutes Verhältnis. Im allgemeinen kamen sie nicht miteinander in Kontakt. Oft waren sie ehrlich überrascht, wenn sie entdeckten, daß ich auch noch Freunde außerhalb ihrer Gruppe hatte; wenn auch den meisten von ihnen gemeinsam war, daß sie am Rande standen. In einem College wie dem Sarah Lawrence eine Außenseiterposition einzunehmen war schon an sich eine Leistung. Aber gerade das gefiel mir an meinen Freunden. Sie trugen ihre »Außenseiter«-Mäntel mit Stolz, denn sie waren Außenseiter wegen ihrer politischen Meinung, ihrer sexuellen Gewohnheiten oder aus anderen Gründen, die Menschen das Gefühl eingaben, außerhalb der Norm zu stehen. Gerade diese Selbstdefinition machte den Umgang mit ihnen so einfach, so ungezwungen. Ich fühlte mich nicht beurteilt oder abgeschätzt. Ich fühlte mich akzeptiert, ein Gefühl, das ich noch nie zuvor erfahren hatte. Ich war fähig, mich der dargebotenen Liebe zu öffnen.

Gegen Ende des zweiten Collegejahres besuchte ich Dr. Baker wegen der nächsten Operation. Ich war voller Hoffnung, aber die Dinge schienen nicht so wie geplant zu laufen. Dr. Baker hatte gerade jetzt zu viel Arbeit, um selbst zu operieren, und übergab mich einem Team von zwei Chirurgen, die unten in Greenwich Village am *St. Vincent Hospital* tätig waren. Während ich in Dr. Bakers Büro wartete, kamen die beiden neuen Ärzte hereinspaziert, untersuchten mich und gingen wieder. Dr. Baker versicherte mir, daß beide sehr fähige Ärzte seien.

Operationen dieser Art dauern sechs bis acht Stunden, und ich hatte das Gefühl, daß ich wissen sollte, wie lange sie dauern würde und wie es mit diesen beiden fremden Ärzten weitergehen sollte. »Ich bin immer noch dein Arzt«, versicherte er mir, aber ich war völlig eingeschüchtert; es kam mir vor, als hätte ich kein Recht, den Mund aufzumachen und meine Ängste in Worte zu fassen. Ich hätte gern gewußt, ob dieser Wechsel etwas mit Medicaid zu tun hatte, aber ich traute mich nicht, zu fragen.

Es lief von Anfang an schief. Ich begab mich auf dem Höhepunkt einer Hitzewelle ins St. Vincent, wo ich zu meinem Bedauern feststellen mußte, daß die Klimaanlage in meinem Zimmer mit den ständig geschlossenen Fenstern nicht funktionierte. Nach der Operation wachte ich schweißgebadet auf. Noch benommen und mit starken Schmerzen, zog ich das steife Laken fort, nur um zu entdecken, daß meine Hüfte, der man das Transplantat entnommen hatte, nicht die normalen Stiche aufwies, sondern eine lange Reihe von dreißig oder vierzig langen Metallklammern. Es sah aus, als hätte jemand mein Bein abgesägt und dann mit einer Heftmaschine wieder zusammengeheftet. Der Anblick machte mich nervös, doch als ich etwas zu sagen versuchte, stellte ich fest, daß man einen Luftröhrenschnitt gemacht hatte – eine weitere Überraschung.

Aus einer achtstündigen Narkose zu erwachen dauert seine Zeit und ist nicht gerade erfreulich. Ich erlangte kurz das Bewußtsein, bemerkte ein Detail wie die Klammern und versank dann wieder in einen Dämmerzustand. Das geschah nur, um kurze Zeit später wieder daraus aufzutauchen, ohne zu wissen, wieviel Zeit vergangen war, wo ich mich befand und was um alles in der Welt geschehen war. Ich begriff nicht, weshalb ich Klammern im Bein hatte, und war nie wach genug, um es herauszufinden und zu erkennen, daß es sich dabei einfach nur um ein Experiment auf dem Gebiet des Wundenschließens handelte. Ich halluzinierte grausame Szenen, in denen mich Krankenschwestern mit Kneifzangen angriffen. Ich zitterte am ganzen Leib und stellte fest, daß ich nicht aufhören konnte zu weinen. Obwohl es mir gar nicht so vorkam, als würde ich weinen: mir war, als schaute ich mir einen Film an, in dem jemand zitternd und weinend in einem Bett liegt. Ich kam mir wie ein kleines Kind vor und fühlte mich überhaupt nicht sicher.

Irgendwann im Laufe der Nacht stellte ich fest, daß ich Schwierigkeiten beim Atmen hatte. Ich schrieb der Schwester einen Zettel. Sie sagte mir, sie würde den Arzt holen. Eine Stunde später wurde es schlimmer, und ich mußte mir jeden Atemzug überlegen. Also schrieb ich der Schwester einen zweiten Zettel. Schließlich erschien der Arzt und entnahm eine Blutprobe, um den Sauerstoffgehalt des Blutes festzustellen. Ich wußte nicht, wieviel Zeit vergangen, nur, daß es draußen immer noch dunkel war. Die Nacht schien endlos zu sein, und es sah so aus, als wäre ich ganz allein. Ich hatte Angst. Der Arzt schaute noch einmal nach mir und machte einen weiteren Bluttest. Ich nahm ihn nur undeutlich wahr, ich schien nur verschwommen sehen zu können. Und als der erste einen zweiten Arzt begrüßte, der hereinspaziert kam und ihn fragte: »Haben Sie nicht gerade schon einen Bluttest gemacht?«, klang seine Stimme gedämpft. Es war, als würden sie sich unter Wasser unterhalten. »Ja«, erwiderte der erste, »aber ich konnte nicht glauben, daß der Sauerstofflevel eines Menschen so niedrig sein kann.« Ich konnte zwar nicht mit der Außenwelt kommunizieren, aber diese Bemerkung rüttelte meine innere Stimme wach. O mein Gott, dachte ich, Hirnschaden. Ich werde einen Hirnschaden bekommen, ich werde den Gehirntod erleiden. Und soviel ich sehen konnte, schien es niemanden zu kümmern.

Ich lag im Bett und starrte auf eine Hand, die auf der Querstange am Fußende meines Bettes ruhte. Mehrere Personen diskutierten darüber, was man mit mir anstellen sollte, aber ich konnte mich nicht darauf konzentrieren. Ich konnte nur daran denken, wie fotogen diese bleiche Hand aussah, die dort auf der Stange ruhte; diese Hand, deren Finger graziös und biegsam auf das Laken deuteten. Manchmal bewegte sie sich, drehte die Handfläche ein wenig mehr nach oben, wie es jede Hand machen würde, wenn ihr Besitzer auf etwas hinwies. Dann wurde sie hochgehoben und fortgenommen. Jemand trat neben mein Bett und beugte sich über mich, um mir zu sagen, daß ich auf die Intensivstation verlegt und an einen Sauerstoffapparat angeschlossen würde.

Das klingt wie eine ausgezeichnete Idee, dachte ich bei mir. Endlich würde ich wieder atmen können. Meine wenigen Habseligkeiten wurden aus dem Schränkchen neben dem Bett genommen und in einen Plastikbeutel gestopft, den man mir neben die Füße stellte. Dann wurden die Bremsen der Betträder gelöst, und ab ging die Post: Ich lag in einem Bett, das von einer Krankenschwester und einem Assistenzarzt geschoben wurde. Das Krankenhaus wirkte verlassen, und wir kamen zweimal vom Weg ab. Die Schwester und der Assistent stritten sich darüber, welchen Flur man nehmen sollte, und schoben einander die Verantwortung zu wie ein altes Ehepaar. Da ich jetzt ein wenig entspannter war, wohl wissend, daß am Ende meiner Reise ein Sauerstoffgerät meiner harrte, sah ich nunmehr die lustigen Seiten meiner mißlichen Lage.

Schließlich wurde ich doch noch an den Sauerstoffapparat angeschlossen, wobei sich herausstellte, daß ich eine Lungenentzündung hatte. Ich verbrachte eine teuflisch unangenehme Woche auf der Intensivstation, wo die Lampen vierundzwanzig Stunden am Tag brannten. Die Klimaanlage funktionierte immer noch nicht, und mein Herzmonitor schlug aus unerfindlichen Gründen von Zeit zu Zeit Alarm. Es war ein sehr lautes Geräusch, das mich jedesmal aufschrecken ließ. Ich konnte es nicht ausstellen, sondern mußte jedesmal warten, bis jemand kam und dem Monitor einen Schlag versetzte, wie einem Fernseher, bevor er verstummte. Doch das seltsamste war, daß alle so merkwürdig mit mir zu sprechen schienen. Ich konnte nicht genau sagen, was daran so seltsam war (stand ich vielleicht unter starken Medikamenten?), bis schließlich ein

Krankenpfleger, den ich noch nie gesehen hatte, sehr langsam und mit übertriebenen Mundbewegungen fragte: »Wie lange brauchst du, um zu lernen, von den Lippen zu lesen?« Aus irgendeinem Grund hatte man angenommen, ich sei taub. Ein paar Stunden später kam ein Arbeiterteam ins Zimmer und riß die nur wenige Schritte vom Fußende meines Bettes entfernte Wand auf, um Leitungen zu reparieren. Die Bohrhämmer ließen die metallenen Bettstangen erklingen und setzten den Alarm an meinem Herzmonitor erneut in Gang.

Während meines Krankenhausaufenthaltes war ich derart krank gewesen, daß ich mir nicht die Mühe gemacht hatte, viel über mein Aussehen nachzudenken. Meine Mutter hatte im Sommer ein Apartment auf der Upper East Side gemietet, und ich zog zu ihr. Eine Wand des Wohnzimmers hing voller Spiegel. Ich betrat das Apartment und wäre fast in Ohnmacht gefallen, als ich mein Spiegelbild sah. Das Transplantat bedeckte nicht nur eine Seite meines Gesichts, sondern reichte von einem Ohr zum anderen und war zur Größe eines Footballs angeschwollen. Man hatte ein großes Stück blasser Haut aus meiner Hüfte entfernt, nicht nur einen kleinen Flicken wie beim letzten Mal. Der Streifen dort in meinem Gesicht war dreißig Zentimeter lang und zehn Zentimeter breit, und an jeder Seite befanden sich Nähte. Wenn das Gefühl, ein Monster zu sein, zu anderen Zeiten mehr mit meinem Kopf als mit meinem Gesicht zu tun gehabt hatte, so war es jetzt anders. Das Spiegelbild, das mich jetzt anstarrte, war unbestreitbar abstoßend. Ein Gefühl, in dem ich bestätigt wurde, wann immer ich nach draußen ging. Menschen hielten auf ihrem Weg inne und starrten mich an. Eines Mittags lief ein Bettler hinter mir her und forderte Geld. Ich blieb stehen und drehte mich um. Der Bettler brach mitten im Satz ab, schaute mich eine Sekunde länger an, als die Höflichkeit gebot, und gab mir einen Dollarschein, bevor er sich umdrehte und fortging, etwas Unverständliches vor sich hin murmelnd. Mein Selbstbewußtsein war auf dem Grunde der tiefsten, dunkelsten Grube angelangt.

Man versprach mir eine Korrekturoperation vor Semesterbeginn, und ich setzte all meine Hoffnung darauf. Vielleicht war es gar nicht so schlimm, versuchte ich mich zu beruhigen, die Schwellung würde irgendwann abklingen und die Haut entfernt. Ich mußte es einfach nur akzeptieren und das Beste aus der Wartezeit machen; jeden Wunsch, normal auszusehen, verdrängen und einfach warten. Ich verbrachte viel Zeit damit, allein und verschwitzt in der dunklen Küche zu sitzen, die nur ein kleines, lichtloses Fenster hatte, um mir motivierende Reden zu halten, Kampfreden über den wahren Sinn des Lebens.

Zu Anfang des Sommers klingelte eines Mittags das Telefon. Es war Steven, einer meiner Freunde vom College. Als er mich fragte, wie es mir ginge, versuchte ich, ihm zu antworten, doch statt Worten kamen Tränen. »Leg auf«, sagte er. »Ich hole dich ab.« Eine Stunde später läutete es an der Tür. Als ich sie öffnete, erwartete ich eine lange Diskussion darüber, weshalb ich so aussah, wie ich aussah. Doch bevor ich noch ein Wort sagen konnte, verkündete Steven, daß wir am Abend tanzen gehen würden. Tanzen? Meinte er das ernst? Er meinte es ernst. Er hatte sich gerade erst eingestanden, daß er homosexuell war, und sagte, ich sei der einzige Mensch, dem er genügend vertraute, um mit ihm in Schwulenclubs zu gehen. Er sagte, es sei wichtig und daß er auf meine Hilfe zähle.

Während ich meine eigene Sexualität vollkommen in der Gewalt hatte, fand ich mich in einer Welt voller Sex wieder. Ich fühlte mich gleichzeitig sicher und verwirrt angesichts der plötzlichen Nähe von Dutzenden halbnackter Männer, die auf der Tanzfläche vielsagend ihre Hüften kreisen ließen. Der Klub hieß *The Monster*, und die Sexualität dort hatte nichts mit meiner gemein. Niemand nahm Notiz von mir; ich war ohne Wert in dieser Welt. Es war leicht, mein eigenes Verlangen zu sublimieren und meine Gefühle körperlicher Wertlosigkeit zu nähren. Ich legte all meine Energie darein, tanzen zu lernen. Meine Lehrer waren einige der größten anonymen Meister der Dance-Club-Szene Mitte der achtziger Jahre. Bei meinen ersten Besuchen schaute ich einfach nur zu, so lange, bis ich mutig genug war, selbst auf die Tanzfläche zu gehen. Ich wäre nicht in einer Million Jahren fähig gewesen, in einem Heterosexuellen-Club zu tanzen, aber hier? Wen interessierte es schon? Ich lernte, die Mitte zwischen Loslassen und Kontrolle einzuhalten, ließ zu, daß mein Körper impulsiv auf den Rhythmus reagierte, und lenkte den Impuls in eine meditativere, gewandte Bewegung. Es ging einzig um den Rhythmus; darum, die Stelle ausfindig zu machen, in der sich der Rhythmus der Musik und mein eigener trafen. Während des Tanzens dachte ich, daß es sich kaum von künstlerischer Arbeit unterschied. Ab und zu schoß mir der Gedanke durch den Kopf, daß es dem Sex ähnelte. Aber meistens ging ich akademisch an die Sache heran.

Im Seniorjahr freundete ich mich mit einer Gruppe von Transvestiten an, die ich in den Clubs kennengelernt hatte. Sie nahmen mich unter ihre Fittiche. Während ich auf einem mit Kleidern übersäten Bett lag, schaute ich ihnen öfters abends dabei zu, wie sie sich zum Ausgehen fertigmachten, was Stunden dauern konnte. Sie hatten extreme Vorstellungen von Schönheit: dickes Make-up, grellbunte Kleider. Sie legten großen Wert auf Accessoires, und was das Entscheidende war, sie versuchten auf mich Eindruck zu machen. Manchmal zogen mich meine Freunde buchstäblich vom Bett und scharten sich um mich, um mit mir zu spielen und mit verschiedenen Make-up-Techniken zu experimentieren. Sie kleckerten nicht, sie klotzten bei allem: das reichte von der Grundierung des Make-ups über den Lippenstift bis hin zu den falschen Wimpern. Wenn ich mich danach im Spiegel betrachtete, lief ich kaum Gefahr, mich als »richtiges« Mädchen zu sehen, eines, das all das tut, was richtige Mädchen tun. Ich war auf den androgynen Effekt aus und wurde wegen meines in abgerissenen Kleidern steckenden schmalen Körpers oft für einen Jungen gehalten. Ich fühlte mich in diesen Kleidern sehr sicher. Während ich zusah, wie meine Freunde sich anzogen, fühlte ich mich meiner eigenen Weiblichkeit sehr fern.

Ich genoß die Exzentriker in meinem Leben. Ich schien eine Menge von ihnen zu kennen und zog dank des Schneeballeffekts immer mehr von ihnen an. Der Freund eines Freundes stellte mich Divine, dem berühmten Frauendarsteller, vor, und ich fand mich auf Partys plötzlich von Menschen wie Andy Warhol, berühmten Modeschöpfern und ehemaligen Rockstars umgeben. Sie schenkten mir selten mehr als einen flüchtigen Blick, aber ich empfand ein großes Zugehörigkeitsgefühl diesen Menschen gegenüber, die wie ich an die Welt des äußeren Scheins gefesselt waren. Nachts ging ich in die coolsten der coolen Klubs und tanzte bis zum Abheben.

Während ich die Runde durch die dunklen Clubs machte, spürte ich wieder jene seltsame Macht, wie ich sie früher bei den Eltern der Pony-Party-Kinder gespürt hatte. Solange ich keine Erwartungen hegte, von jemandem körperlich begehrt zu werden, konnte ich der Phantasie frönen, eine Künstlerin, etwas Besonderes, ein Gesicht zu sein, an das man sich erinnerte.

Der Sommer ging zu Ende, die Schwellung verschwand, und ich unterzog mich einer Korrekturoperation. Ich fühlte mich wegen meiner äußeren Erscheinung weder gut noch schlecht, was an sich schon ein bedeutender Fortschritt war; ich beschloß, noch einen Schritt weiter zu gehen. Ich schnitt meine Haare ab, weil ich wußte, daß ich nur so damit aufhören konnte, mich hinter ihnen zu verstecken. Ich begann mit einer langen Bubikopffrisur und arbeitete mich Schritt für Schritt weiter. Alle paar Wochen schnitt ich mir die Haare, bis es gegen Ende meines Juniorjahres nur noch ein paar Zentimeter lang war. Im Laufe dieses Jahres wurde der Hautlappen wie beim letzten Mal langsam resorbiert. Wieder einmal hatte mir die Operation nur eine Narbe an der Spenderstelle eingebracht. Schließlich, im Sommer vor meinem letzten Collegejahr, wurde ich für eine Knochenverpflanzung vorgesehen.

Es würde ein nicht-vaskuläres Transplantat sein, was bedeutete, daß man ein Stück Knochen aus meiner Hüfte entfernen, am Bestimmungsort einpassen und dann in die grobe Form des Kiefers bringen würde. Zum ersten Mal war das Ergebnis einer Operation augenblicklich sichtbar, da Knochen nicht anschwellen. Ich erinnere mich, wie ich vom Bett zur Toilette gehumpelt bin und meinen Augen nicht trauen wollte. War ich das wirklich? Noch Wochen später strich ich prüfend über die Operationsstelle, nur um festzustellen, ob mein Kiefer noch vorhanden war. Zum ersten Mal, seit ich mich erinnern konnte, freute ich mich darauf, in den Spiegel zu schauen und ein Gesicht zu sehen, das mir gefiel.

Mich irritierte jedoch, daß ich mir nicht attraktiv vorkam, obwohl es mir all meine Freunde immer wieder versicherten. Sollten all meine Befürchtungen jetzt nicht von mir fallen, sollte sich nicht jemand in mich verlieben, sollte das Leben jetzt nicht funktionieren? Wo war die Erleichterung, die Freiheit, die, wie ich angenommen hatte, die Schönheit begleiteten?

Kapitel 12

Spiegel

Der allgemeine Standpunkt, den man im Leben einnimmt, ist oft eine Kombination aus natürlicher Intelligenz und natürlicher Ignoranz. Ich bemühte mich, die Welt so offen, unbefangen und ehrlich wie möglich zu betrachten, konnte mich selbst jedoch nicht als Teil dieser Welt sehen. Ich unternahm große Anstrengungen, um allem, was ich sah, ein Gefühl der Würde und Bedeutung zu verleihen, war jedoch nicht in der Lage, diese Werte auf mich anzuwenden. Ich kam mir bedeutungslos vor, oder, genauer gesagt, ich spürte, daß ich niemandem etwas bedeutete.

Ich hatte zwar Freunde, mit denen ich reden konnte, die mich schätzten, aber keinen Liebhaber, also war ich meiner Meinung nach letztes Endes nicht liebenswert. Ich erkannte jedoch nicht, was für einen großen Fortschritt es für mich bedeutete, daß ich begann, mir meine Wünsche einzugestehen. Statt in dem Wissen Bestätigung zu finden, daß meine Freunde mich liebten, richtete ich es gegen mich selbst: Obwohl so viele Menschen mich für einen liebenswerten Menschen hielten, bewies die Tatsache, daß ich noch keinen Liebhaber angelockt hatte, daß sie unrecht hatten. Das keimende Selbstwertgefühl wurde von dem Wissen angenagt, daß ich das Hindernis, als das ich mein Gesicht betrachtete, nur kompensieren, aber nicht überwinden konnte.

Ich merkte, daß ich mich im Selbstmitleid suhlte, aber es gelang mir nicht, mich davon zu befreien. Da ich mich bis jetzt von allen Gefühlen ferngehalten hatte, die auch nur entfernt an Selbstmitleid erinnerten, mußte ich jetzt eine Möglichkeit finden, sie neu zu formen. So wie mich früher die christlichen Broschüren getröstet hatten, ertappte ich mich jetzt dabei, wie ich die Bibel las, obwohl mir der Glaube fehlte. Ich las das Alte und das Neue Testament und bemerkte darin einen gewissen Zyklus, eine Periode der Trauer, die mit einer Vertreibung begann und sich auf eine Versöhnung zubewegte. Hier wurde die Dynamik meines Lebens in einer anderen Sprache bestätigt. Ich las Bücher mehrerer Philosophen und stellte mir meine Seele rein und von meinem Herzen, meinem Geist, getrennt vor. Dann wieder war ich so einsam, daß ich mich verwundert fragte, weshalb ich nicht auf der Stelle starb; als sei eine derart starke Einsamkeit eine Art göttlicher Blitz, der mich jeden Augenblick fällen konnte, ob ich nun in meinem Bett lag, an einem vollbesetzten Tisch saß und aß oder an einer verlassenen Haltestelle stand.

Und so überrascht es nicht, daß ich Sex für die Lösung hielt. Wenn jemand mit mir schliefe, würde das bedeuten, daß ich attraktiv war, daß ich liebenswert war. Ich bezweifelte nie, daß *ich* jemanden lieben konnte, ich zweifelte nur daran, daß diese Liebe jemals erwidert würde. Die Sehnsucht nach jemandem und die Angst, daß es für mich niemals diesen Jemand geben könnte, vermischten sich derart, daß ich beides nicht mehr voneinander unterscheiden konnte. Mein Verlangen, mein Bedürfnis, verwandelte sich in die feste Überzeugung, daß meine Liebe niemals erwidert würde. Obwohl es offensichtlich war, daß ich hauptsächlich wegen des Mangels an richtigen Gelegenheiten, kombiniert mit einer schwachen Selbsteinschätzung, bei Collegeabschluß noch Jungfrau war, bestand ich darauf, es als Beweis dafür zu sehen, daß mir die Welt der Liebe einzig und allein wegen meines Aussehens verschlossen blieb.

Alles änderte sich, als ich auf die Graduate School kam. Ich hatte die Idee, Medizin zu studieren, schon lange aufgegeben und schrieb mich statt dessen für das MFA-Poesieprogramm ein. Wenn Sex mich nicht erlöste, das Schreiben und die Poesie würden es vollbringen. Und zwei Tage nachdem ich in Iowa angekommen war, lernte ich den Mann kennen, der mein erster Liebhaber werden sollte. Ich war zweifellos eine leichte Beute, und oberflächlich betrachtet war Jude alles, was ich mir wünschte: ein älterer, gutaussehender Schriftsteller, der alte Sportwagen fuhr, einen gebräuchlichen Namen und eine verschrobene Persönlichkeit besaß und ein schwieriges, interessantes Leben hinter sich hatte. Alles in allem war er furchtbar verwegen und hörte es gern, wenn ich ihn so beschrieb.

Unsere Beziehung war eine Katastrophe. Mir kam nicht einen Augenblick in den Sinn, daß ich in Jude verliebt sei oder er in mich. Es war eine ausgesprochen sexuelle Beziehung. Ich hatte endlich jemanden gefunden, der sich von mir angezogen fühlte, und definierte mich dadurch. Ich fing an, mich mehr wie eine *Frau* zu kleiden, obwohl ich es noch immer nicht über mich bringen konnte, das Personalpronomen zusammen mit dem Wort *Frau* in einem Satz zu sagen. Zuerst kam ich mir wie eine Schwindlerin vor, doch mit der Zeit mußte selbst ich zugeben, daß ich einen ansprechenden Körper besaß. Die Zeit, in der ich wie ein Junge aussah, war vorbei. Jetzt trug ich Miniröcke, Strumpfgürtel und hochhackige Schuhe. Nachdem ich einmal angefangen hatte, mich aufreizend zu kleiden, konnte ich nicht mehr damit aufhören. Es war genauso ein Kostüm, wie es der androgyne Look gewesen war. Die neuen Kleider verbargen zwar meine Kurven nicht, aber ich glaubte, sie würden meine Furcht davor, häßlich zu sein, verstecken. Ich dachte, ich könne meinen Körper dazu benutzen, die anderen von meinem Gesicht abzulenken. Er gab mir das Gefühl, etwas wert zu sein. Ich konnte nicht einmal zum Supermarkt gehen, ohne mich in Schale zu werfen.

Doch all das konnte die Tatsache nicht verschleiern, daß das Knochentransplantat allmählich den Weg aller anderen Transplantate ging. Ich bemerkte es erst einen Tag, nachdem Jude mit mir Schluß gemacht hatte. Als ich in den Spiegel schaute, erkannte ich die verräterischen Anzeichen für das, was geschehen würde, und spürte, wie mich eine Heidenangst überkam. Es war alles nur eine Lüge gewesen. Ich hatte Jude glauben lassen, ich sei etwas anderes, als ich war, und jetzt tauchte die Realität langsam und unerbittlich wieder auf. Damals begann ich, mich raffiniert zu kleiden. Ich verbrachte zwei Stunden täglich im Fitneßstudio und trainierte verbissen meinen Körper; etwas, das ich kontrollieren konnte. Ich war von meinem Gesicht, meinem Körper besessen. Mit einem Zehntel der Energie, die ich auf beides verwandte, hätte ich *Krieg und Frieden* zehnmal neu schreiben können.

Um mir zu zeigen, daß ich liebenswert war, begann ich, Liebhaber zu sammeln. Ich hatte eine Reihe kurzer Affären, die meiner Meinung nach alle endeten, weil ich nicht hübsch genug war. Ich war fest davon überzeugt, daß jeder Mann, der eine richtige Beziehung mit mir eingehen wollte, automatisch jemand war, den ich nicht wollte. Es war das klassische Groucho-Marx-Paradoxon: Ich wollte keinem Club angehören, der mich als Mitglied akzeptierte.

Dr. Baker und ich beschlossen, es mit einem weiteren freien Hautlappen zu versuchen. Ein großer Teil des ursprünglichen, bestrahlten Gewebes war durch gesundes Gewebe ersetzt worden. Dr. Baker hatte das Gefühl, als würde es beim nächsten Transplantat funktionieren. Doch ein paar Monate vor der Operation stellte ich fest, daß Medicaid meine Krankenhausrechnungen nicht bezahlen würde. Das hatte mehrere Gründe. Die wichtigsten waren, daß ich erstens nicht in dem Bundesstaat lebte, in dem die Operation stattfinden sollte, und zweitens Vollstudentin mit einem Lehrstipendium war. Ich mußte die Operation auf den folgenden Sommer verschieben.

Auf Dr. Bakers Anraten wandte ich mich an den Leiter der Abteilung für plastische Chirurgie des *University of Iowa Hospital*, der ein alter Freund von ihm war. Vielleicht konnte er mich operieren. Das Medicaid-System Iowas funktionierte auf einer Fondsbasis des „Wer zuerst kommt, dem wird zuerst geholfen«. Aber ich konnte mich nicht vor der Operation an den Fonds wenden, sondern erst hinterher mit den Rechnungen zu ihm gehen. Erst dann wurde darüber entschieden. Ich war nicht sehr optimistisch, als ich den Termin wahrnahm.

Der Chirurg war noch ein Vertreter der alten Schule. Natürlich seien meine Hautlappen geschrumpft, beschied er mich, das täten sie immer. Er schlug vor, der alten Methode der Rundstiellappen, die Dr. Conley mir vor vielen Jahren beschrieben hatte, treu zu bleiben. Er war ganz begeistert davon und erklärte mir detaillierter als Conley, welche Einschnitte er machen würde. Er erzählte mir, daß ich jene sechs Wochen im Krankenhaus verbringen könne, in denen meine Hand erst mit meiner Bauchhaut und dann mit meinem Gesicht verbunden wäre, und daß er mir einen speziellem Gipsverband anlegen würde, damit alles an seinem Platz bliebe. Er stellte mich sogar einem seiner Patienten vor, dessen durch einen Schuß zerstörte Nase mittels eines Rundstiellappens wieder aufgebaut wurde. Der Patient trug einen sehr kompliziert und ungemütlich aussehenden Gipsverband, der das Handgelenk am Gesicht festhielt. Zwischen dem Gelenk und dem Bereich, wo einst seine Nase gewesen war, befand sich eine bleiche Hautröhre mit einer roten Naht an der Seite. Das Bild stieß mich ab, und ich schämte mich deswegen.

Nachdem der Patient gegangen war und weil ich nicht unhöflich sein wollte, erklärte ich dem Chirurgen in aller Ruhe, daß ich wegen der Kosten wahrscheinlich nicht auf ihn zurückkommen könne. »Oh, machen Sie sich deswegen keine Sorgen. Warten Sie einen Augenblick.« Er verschwand für ungefähr fünfzehn Minuten und ließ mich allein in seinem Büro zurück. Ich beschloß, daß ich in der Zwischenzeit genausogut auszuprobieren könnte, ob es möglich war, eine außerkörperliche Erfahrung zu machen. Da ich nur flüchtig über diese Erfahrungen gelesen hatte, und das hauptsächlich in den Boulevardzeitungen, die im Supermarkt auslagen, war ich der irrigen Meinung, man sollte einer tatsächlichen körperlichen Route folgen. Also schloß ich die Augen und versuchte mir den Luftkanal über meinem Kopf so vorzustellen, als befände ich mich darin.

Schließlich kehrte der Chirurg mit einem Angestellten aus der Rechnungsabteilung wieder, der für mich den Kostenplan für die drei großen Operationen, die kleine Folgeoperation und den Krankenhausaufenthalt umriß. Nach Beendigung seiner Kalkulationen versicherte er mir, daß ich die Kosten bei einer monatlichen Zahlung von hundert Dollar im Alter von zweiundvierzig Jahren abbezahlt hätte. Er war sehr freundlich. Ich schüttelte ihm die Hand und sagte, ich würde darüber nachdenken.

Ich blieb ruhig, bis ich wieder auf der Straße war. Dann begann ich zu laufen. Ich lief die ganzen sechs Kilometer bis nach Hause. Dort angekommen, begann ich zu hyperventilieren. Ich regte mich maßlos darüber auf, daß mein Körper mich jetzt im Stich lassen wollte, gerade jetzt, wo ich ihn so dringend brauchte. Niemand würde mich dazu bringen, mich dieser Operation zu unterziehen. Und auf das Vergnügen, die Kosten bis zu einem Alter abzubezahlen, in dem rechtmäßig meine Midlife-crisis beginnen würde, konnte ich gut verzichten.

Da stand ich also mit meinen kurzen Röcken, dem scharfen Verstand und der Liste meiner Liebhaber und versuchte mich davon zu überzeugen, daß ich vielleicht nur zu lernen brauchte, wie ich mich besser behandelte. Ich stand kurz davor, aber ich war noch zu mißtrauisch, noch immer so sicher, daß nur die Liebe eines anderen der vollkommene Beweis war. Vergiß alles: Hier war die häßliche Wahrheit. Es war, als hätte ich einen Blick in den Spiegel geworfen und mein Leben so gesehen, wie es wirklich war; gesehen, wie ich wirklich war. Und ich wollte einfach nicht mehr hinschauen. Ich war jemand, dem die Ärzte die Hand am Gesicht festnähen wollten. Ich war jemand, der zu glauben versuchte, daß es eigentlich nicht so schlimm war. Doch meine schlimmsten Befürchtungen waren soeben bestätigt worden.

Während ich niedergeschlagen auf dem Wohnzimmerteppich lag – eine Pose, die ich in schlechten Zeiten oft einnahm –, sagte ich laut: »Es reicht. Ich will nicht mehr.« Zum ersten Mal interpretierte ich die Ereignisse weder als edel noch als katastrophal. Lange Zeit war ich ganz versessen darauf gewesen, alles zu akzeptieren, was mit mir geschah, und hatte versucht, alle Ereignisse mit einem Sinn zu unterlegen, so daß allein schon der Gedanke daran, etwas zurückzuweisen, wie Ketzerei erschien. Schließlich stimmte es: Früher hatte ich Krebs, jetzt hatte ich ein entstelltes Gesicht. Beides war nicht zu leugnen. Ich fühlte mich hin- und hergerissen. Ich hatte einen Vorgeschmack davon erhalten, wie es sein mochte, geliebt zu werden, sich heil zu fühlen, und dieser Geschmack hatte mir zugesagt. Aber die Angst beharrte darauf, daß ich einen konkreten Beweis brauchte – und zwar dergestalt, daß mich jemand begehrte –, um an diese Liebe zu glauben. Irgendwie schaffte ich es, wie philosophisch meine Ideale auch sein mochten, immer wieder auf die simple Frage zurückzukommen: War ich liebenswert, oder war ich häßlich?

So radikal die Entscheidung, sich nicht zu entscheiden, ja, noch nicht einmal zu versuchen, zu einer Lösung zu kommen, auch für mich war, so wußte ich doch, daß ich um eine Operation nicht herumkommen würde. Das war etwas, worüber ich keine Kontrolle hatte. Nach vielen Schleichwegen gelang es mir schließlich, die nächste Operation durch eine Stiftung finanzieren zu lassen, die zum *New York University Center for Reconstructive Surgery* gehörte. Dr. Sommer operierte mich noch im selben Sommer, und es wurde wieder die gleiche Geschichte von Hoffnung und

Enttäuschung. Ein paar Monate sah ich schrecklich aus, dann besser, und gerade als ich anfing, mich an das neue Gesicht zu gewöhnen, begann das Transplantat zu verschwinden. Ich dachte an eine weitere Knochenverpflanzung. Doch als ich entdeckte, daß die Geldmittel begrenzt waren, beschloß ich aufzugeben. Das hier war ich, das war mein Gesicht. Wem es nicht gefiel, der sollte verschwinden.

Ich entschied mich für einen Geographiekurs und beschloß, nach dem Studium in Europa zu leben. Ich nahm zusätzliche Jobs an, arbeitete rund um die Uhr, hatte binnen weniger Monate zweitausend Dollar gespart und kaufte mir ein Flugticket nach Berlin. Eine alte Collegefreundin wohnte dort, und dieser Grund war so gut wie jeder andere, in diese Stadt zu ziehen.

West-Berlin nährte jede sentimentale Vorstellung, die ich vom bohemehaften Leben hegte. Damals stand die Mauer noch. Ich wohnte in einer Wohnung, die von riesigen Vorkriegsöfen aus Keramik geheizt wurde und kein Badezimmer besaß, weshalb ich mich jeden Morgen in der Küchenspüle wusch. Ich unterrichtete Englisch in mehreren Schulen und ging wegen des sehr billigen Unterrichts nach Kreuzberg, einer armen und heruntergekommenen Gegend in Mauernähe, um zusammen mit türkischen Einwanderern Deutsch zu lernen. Während ich auf weitere Jobs wartete, saß ich in Cafés herum und versuchte das ultimative Gedicht über Schönheit und Wahrheit zu Papier zu bringen, während ich gleichzeitig davon träumte, durch das Schreiben eines großen transatlantischen Schundromans reich zu werden.

Es paßte mir gut, in einem Land zu leben, dessen Sprache ich nicht verstand. Alles war ein Abenteuer, selbst das Kaufen einer Flasche Milch im Laden an der Ecke. Ich verirrte mich ständig. Ich hatte zwar vor, eine ganz bestimmte U-Bahn zu nehmen, landete aber oft Gott weiß wo, in einem völlig anderen Stadtteil, aus dem ich einzig mit Hilfe meines gesunden Menschenverstandes und der freundlichen Unterstützung Fremder wieder nach Hause fand. Es handelte sich um eine sichere Form von Chaos, und irgendwann wurde mir klar, daß ich mein *Alleinsein* an diesem fremden Ort nur kultivierte, um der Einsamkeit auszuweichen.

Ich erhielt das Bild meiner selbst als einer nach Berlin ausgewanderten Künstlerin so lange wie möglich aufrecht. Doch als die Arbeitsmöglichkeiten und das Geld immer knapper wurden, beschloß ich, zu meiner Schwester nach London zu ziehen. Ich dachte, ich würde dort eher Arbeit bekommen, da ich ja der englischen Sprache mächtig war.

Normalerweise boten mir Städte Anonymität, aber in London war es anders. Obwohl ich meinen Modegeschmack seit Iowa ein wenig gedämpft hatte, genoß ich es immer noch, Kleider zu tragen, die meine Figur betonten. Und immer wieder erblickten mich Gruppen von Männern, für gewöhnlich jung, für gewöhnlich betrunken, aus der Ferne und folgten mir pfeifend. Es war wie damals auf der High School. Sobald sie näher kamen, nahe genug, um mein Gesicht deutlich zu sehen, begannen sie, über mich herzuziehen, nannten mich häßlich und hielten es für eine unheimlich lustige Idee, einander aufzufordern, mich um ein Rendezvous zu bitten. Ich blieb stets gelassen, setzte meinen Weg fort und verlor nie die Fassung. Aber es erschöpfte mich. Ich wußte, daß sie betrunken waren und daß sie jeden, der ihnen über den Weg lief, angegriffen hätten, daß ich nur zur falschen Zeit am falschen Ort gewesen war. Aber das half alles nichts.

Als ich eines Abends sichtlich aufgeregt nach Hause kam, weil ich wieder einmal angepöbelt worden war, brachte meine Schwester erneut die Sprache auf einen Chirurgen namens Oliver Fenton, von dem sie gelesen hatte. Er arbeitete mit einer neuen Technik der plastischen Chirurgie, die als *Gewebeexpander* bekannt war. Als sie darüber gelesen hatte, wohnte ich noch in Iowa und hatte gerade meine letzte fehlgeschlagene Operation hinter mir. Meine

Schwester hatte ihm geschrieben und gefragt, ob sein neues Verfahren für mich von Nutzen sein könnte. Er hatte persönlich zurückgerufen und ihre Frage bejaht. Als sie mich dann von England aus anrief, hegte ich starke Zweifel.

Die Leute erzählten mir immer von den »wunderschönen Dingen, die heutzutage möglich sind«. Es war nicht leicht, ihnen zu erklären, ja, sich förmlich dafür zu entschuldigen, daß die plastische Chirurgie in Wahrheit nicht so einfach war, wie es in Filmen aussah. In Wirklichkeit gab es niemals jenen dramatischen Augenblick, in dem der Verband abgenommen wurde, keine einfache Technik, die alles in Ordnung brachte. Sofort nachdem meine Schwester mir von dem neuen Arzt erzählt hatte, vergaß ich das Ganze. Jetzt brachte sie erneut die Sprache darauf, wie nett er sich am Telefon angehört habe und daß es nicht schaden könne, ihn wenigstens einmal zu konsultieren. Er lebte in Aberdeen, Schottland, sieben Stunden Zugfahrt von London entfernt. Ich konnte mir die Fahrkarte nicht leisten und hätte die ganze Sache abgeblasen, wenn Susie nicht großzügig angeboten hätte, mir die Fahrkarte zu schenken.

Fenton erklärte mir die komplette Technik, bei der zuerst ein Gewebeexpander eingesetzt wird, dem ein durchblutetes Knochentransplantat folgt. Da der eingesetzte Knochen seine eigene Blutversorgung hat, war die Möglichkeit, daß er absorbiert würde, gering. Das ganze Verfahren würde wenigstens sechs Monate dauern. Ich wußte genug über plastische Chirurgie, um zu wissen, daß das wahrscheinlich ein Jahr hieß. Ich sagte ihm, ich würde darüber nachdenken, und bestieg den Zug, der mich nach London zurückbringen sollte.

Im Speisewagen begegnete mir eine neue Horde betrunkener Männer, die mehr als bereit waren, mir zu sagen, was sie von meinem Aussehen hielten. Ich hatte Angst, daß keine der von Dr. Fenton vorgeschlagenen Operationen glücken, daß ich nur wieder enttäuscht würde. Aber konnte ich mir die Möglichkeit entgehen lassen, daß es gelänge; daß zu guter Letzt mein Gesicht, mein Selbst, mein Leben und meine Seele wieder in Ordnung kamen? Und dank meines europäischen Passes und des staatlichen Gesundheitsdienstes wären alle Operationen noch dazu kostenlos. Ich dachte an die betrunkenen, aber trotzdem grausamen Kommentare der Männer in der Bahn, rief den Arzt an und sagte zu.

Ein leerer Ballon wurde unter die Haut meiner rechten Gesichtshälfte eingeführt und durch tägliche Injektionen von wenigen Millilitern einer physiologischen Kochsalzlösung, die durch eine spezielle Öffnung neben meinem Ohr verabreicht wurde, allmählich »aufgeblasen«. Bei dieser Technik ging es darum, die Haut langsam zu dehnen, so wie die Bauchhaut einer Schwangeren sich dehnt, damit am Ende genügend Gesichtshaut zur Verfügung stand, um das Knochentransplantat zu bedecken. Das Verfahren dauerte ungefähr drei Monate, und ich verbrachte die ganze Zeit im Krankenhaus. Alles in allem ging es mir gut.

Jeder auf der Station ergriff die Gelegenheit, mich über Schottland aufzuklären. Anfangs bereitete mir der Dialekt große Schwierigkeiten, aber als ich entlassen wurde, kam ich schon recht gut damit zurecht. Einige der Patienten wurden gute Freunde, die mich, sobald sie entlassen worden waren, auf Tagestouren in die wunderschönen ländlichen Gefilde mitnahmen, die die Stadt umgaben. Die Landschaft weckte Erinnerungen an Irland. Eine deutsche Ärztin namens Eva fühlte mit mir, weil auch sie eine Fremde war, und lud mich manchmal nach Feierabend zu sich nach Hause ein, wo sie eine gute Mahlzeit mit mir teilte und mir das Gefühl gab, etwas Besonderes und nicht nur ein weiterer Patient zu sein.

Ich war froh, mich im Krankenhaus aufhalten zu können und nicht in die Welt hinauszumüssen. Mein Gesicht nahm nach und nach monströse Züge an. Es sah aus, als hätte ich einen riesigen

Ballon im Gesicht. Mir war klar, daß ich seltsam aussah, aber um mich herum waren Menschen, die ebenfalls Gewebeexpander im Gesicht hatten; andere Menschen auf der Station, denen es noch schlechter ging als mir. Ich hatte nie das Bedürfnis, mein Aussehen zu erklären, zu entschuldigen oder mich deswegen zu schämen. Ich wußte, daß ich körperlich in der Lage war, für mich selbst zu sorgen, daß es aus medizinischer Sicht nicht nötig war, mich stationär zu behandeln; und es entging meiner Aufmerksamkeit nicht, daß ich einfach, weil ich anders aussah, als es der Norm entsprach, wie ein Kranker behandelt und mit einem Kranken gleichgesetzt wurde.

Schließlich kam der große Tag. In einer Operation, die wegen kleiner, aber nicht vorhergesehener Schwierigkeiten fast dreizehn Stunden dauerte, wurde der Gewebeexpander entfernt und das Knochentransplantat aus meiner Hüfte eingesetzt. Ich erwachte reichlich verwirrt; ein Gefühl, das durch das verabreichte Morphium noch verstärkt wurde. Statt den Schmerz zu lindern, engte es meinen Bewußtseinsbereich ein. Während ich immer wieder erwachte und einschlief, übermannte mich eine brutale Paranoia. Ich war jetzt davon überzeugt, daß ich alles verdiente, was ich bekam – da ich mich dazu entschlossen hatte, mir dies anzutun. Derart lange Eingriffe sind sehr selten, und ich glaube nicht, daß das Personal über die Nebenwirkungen Bescheid wußte. Ich war ein richtiges Nervenbündel. Niemand konnte mich beruhigen. Erst als Susie ein paar Tage später aus London angereist kam, um mich zu besuchen, begann die Paranoia zu verschwinden. Ich glaube nicht, daß ich jemals so froh gewesen war, jemanden zu sehen.

Ich war lange Zeit wie gelähmt und bemühte mich, nicht an das Endergebnis zu denken. Ich wußte, daß noch einige Korrekturoperationen kommen würden, und wartete geduldig auf jede einzelne. Schließlich begann mein Gesicht annehmbar auszusehen, das neue Transplantat war stabil und schien nicht gefährdet zu sein. Doch dann geschah etwas Unerwartetes: Der gleichfalls schwer bestrahlte Knochen auf der linken Seite begann zu schrumpfen, möglicherweise wegen des Stresses, den eine derart lange Operation mit sich brachte. Ich fuhr zu Dr. Fenton, der vorschlug, auch dort einen Gewebeexpander einzuführen, dem dann ein weiteres Knochentransplantat folgen würde.

Ich konnte mir nicht vorstellen, die ganze Prozedur noch einmal durchzumachen, und wie immer in meinem Leben suchte ich eifrig nach einer Möglichkeit, es erträglich, mit einem Wort, einen Weg, es einfach zu *machen*. Auf der Rückfahrt nach London lag ich die ganze Nacht wach, und mir wurde klar, daß ich nicht verpflichtet war, meine Situation zu verbessern, daß ich sie weder erklären noch verstehen mußte, daß ich es einfach geschehen lassen konnte. Als die Bahn in King's Cross einfuhr, fühlte ich mich fähig, es noch einmal zu ertragen, wobei ich mir nicht ganz sicher darüber war, was für eine Alternative ich hatte.

Ich zog nach Schottland; nicht nur, um näher am Krankenhaus zu sein, sondern auch, weil ich unabhängiger sein wollte. Qualifiziert für die Segnungen sozialer Sicherheit, bekam ich eine, wenn auch sehr kalte, Wohnung mit Ausblick auf eine Brücke, unter der sich in der Nacht Huren sammelten. Die Wohnung war nicht gerade ideal, aber es war meine Wohnung. Als ich im Krankenhaus ankam, um einen Termin für die Einführung des Gewebeexpanders zu machen, informierte man mich darüber, daß das ganze Verfahren nur drei oder vier Tage dauern würde. Fast flüsternd fragte ich, ob ich die ganze Dehnungszeit im Krankenhaus verbringen würde, worauf man mir beschied, daß ich jeden Tag ambulant behandelt würde. Die Aussicht entsetzte mich. Ich ging, ohne ein Wort zu sagen, davon. Ich würde mit einem riesigen Ballon im Gesicht in der Außenwelt herumlaufen müssen. Die letzten Tage vor dem Termin trank ich viel, entweder in Bars oder zu Hause. Ich las sogar jemanden auf, einen netten und ansehnlichen Mann, der genauso einsam war wie ich. Ich erinnere mich, während ich danach neben ihm lag, gedacht zu haben, daß ich ihn betrog; daß er keine Ahnung hatte, mit wem oder was er wirklich zusammen war.

Ich ging ins Krankenhaus, wurde operiert und war am Ende der Woche wieder zu Hause. Das einzige, was mich während der Monate, in denen mein Gesicht immer mehr anschwoll, tröstete, war das Schreiben und Lesen. Ich las jeden Tag stundenlang alles, was mir zwischen die Finger kam, von Kafka bis Jackie Collins. Normalerweise ging ich zu Fuß ins Krankenhaus, obwohl es mehrere Kilometer entfernt lag. Ich wollte nicht in den Bus steigen und mich gefangen fühlen. Glücklicherweise war es kalt, so daß ich mein Gesicht hinter einem Schal verbergen konnte. Als der Gewebeexpander immer mehr anschwoll, wurde es schwieriger. Ich hörte auf auszugehen; ich ging nur noch ins Krankenhaus und in den kleinen Laden um die Ecke. Ich kannte die Leute, die dort arbeiteten, von früher, und war gespannt, wann sie mich fragen würden, was mit mir los sei. Ich vermutete, daß sie sich dachten, ich hätte einen Tumor im fortgeschrittenen Stadium, und sich deshalb scheuten, mich zu fragen.

Jedesmal, wenn ich einkaufte, war die Beule ein wenig größer. Schließlich hielt ich das höfliche Schweigen nicht länger aus und erzählte dem Mann hinter der Theke meine Lebensgeschichte. Ich hielt eine Milchflasche in der Hand und war gerade mitten in der Geschichte, als die Türglocke klingelte. Ein Mann, den ich noch nie zuvor gesehen hatte, kam herein. Er war am ganzen Körper tätowiert. Ich stoppte mitten im Satz und starrte ihn an. Er hielt inne und starrte mich an. Ein Puma streckte sich über die Wange zur Nase, auf der sich eine Art Baum befand, dessen Stamm über den Nasenrücken verlief und sich auf der Stirn entfaltete. Es gab nicht einen Zentimeter natürliche Hautfarbe an diesem Mann: seine Ohren, sein Hals, seine Hände waren mit üppigen Dschungelszenen und halbnackten Frauen bedeckt, die Muschelschalen vor den Brüsten trugen.

Ich weiß nicht, warum, aber er tat mir unendlich leid. Schließlich hörten wir auf, einander anzustarren. Ich bezahlte meine Milch, er kaufte sich eine Schachtel Zigaretten. Wir verließen gemeinsam den Laden, trennten uns jedoch an der Ecke und schlugen verschiedene Richtungen ein. Als Kind hatte mir die Vorstellung geholfen, wie es wäre, in Kambodscha zu leben. Jetzt spazierte ich durch die Straßen der dunklen, kleinen schottischen Stadt am Meer und wußte ohne jeden Zweifel, daß ich in einer Geschichte lebte, auf die Kafka stolz gewesen wäre.

Das einzig Gute an einem Gewebeexpander ist, daß man damit so schlimm aussieht, daß man nach seiner Entfernung nur noch besser aussehen kann. Man übertrug das Transplantat, machte ein paar Korrekturoperationen, und als der Sommer kam, mußte selbst ich zugeben, daß ich besser aussah. Aber ich sah nicht wie *ich* aus. Etwas stimmte nicht: War *das* hier das Gesicht, auf das ich achtzehn Jahre und fast dreißig Operationen lang gewartet hatte? Ich konnte mein Spiegelbild nicht mit dem Menschen in Verbindung bringen, für den ich mich hielt. Nicht nur, daß ich mir weiterhin häßlich vorkam, ich konnte einfach nicht begreifen, daß dieses Bild dort im Spiegel zu mir gehörte. Ich kannte dieses Gefühl von früher. Aber damals war mein Gesicht noch »unfertig«; es war nur eine große Lücke dort gewesen, wo mein Kiefer hätte sein sollen. Doch jetzt waren keine großen Operationen mehr geplant, nur noch ein paar kleinere. Es war so gut wie abgeschlossen. War das alles? Wie war so etwas möglich? Im Spiegel befand sich ein Betrüger. Warum sah das niemand?

Während der drei Jahre, die ich in Schottland lebte, wurde ich zwölfmal operiert. Es ließ sich nicht leugnen, daß Fenton nichts mehr für mich tun konnte. Doch selbst als andere es mir bestätigten, als man mir gratulierte, hatte ich das Gefühl, als würde man mich mit jemandem verwechseln. Das dort im Spiegel war nicht ich, und als einzige Lösung fiel mir ein, nicht mehr in den Spiegel zu schauen. Was nicht einfach war. Ich hatte nicht gewußt, wie allmächtig unsere eigenen Bilder sind. Ich wurde eine Expertin des Spiegelbildes, seiner zahllosen Tricks und Kniffe. Ich wußte, wie es einen in jedem Augenblick anspringen kann: eine gläserne Tischplatte, ein glänzender Türgriff, ein dunkles Fenster, eine Sonnenbrille, eine ansonsten großartige, mit Messing plattierte Kaffeemaschine, die in einem Restaurant unschuldig neben der Kasse steht. Ich perfektionierte die Technik, mir ohne Spiegel die Zähne zu putzen, ließ mein Haar so wachsen, daß ich es nur kurz zu bürsten brauchte, und trug Kleider, die einfach und leicht anzuziehen waren; da gab es keine komplizierten Lagen oder Bahnen, die auch nur die geringste visuelle Abstimmung erforderten. Das ging ungefähr ein Jahr lang so.

Die Reise zu meinem Gesicht währte lange. Ich brachte noch ein paar eher kleine Operationen hinter mich. Dank einer unerwarteten Erbschaft von meiner Großmutter konnte ich zwischen den Operationen durch Europa reisen. Ich behielt das Schreiben bei, kehrte nach Berlin zurück und saß in den gleichen Cafés wie früher. Aber jetzt ohne mein Bild, ohne den Rahmen des *Wenn mein Gesicht erst wieder in Ordnung ist, werde ich zu leben anfangen*. Ich kam mir innerlich leer vor und erzählte niemandem, noch nicht einmal meiner Schwester, selbst meinen engsten Freunden nicht, daß ich aufgehört hatte, in den Spiegel zu schauen. Ich stellte fest, daß ich in einen Spiegel schauen und durch ihn hindurchblicken konnte. Anders als bei Opfern eines Schlaganfalles, die tatsächlich nicht fähig sind, die Person im Spiegel als sich selbst zu erkennen, zu benennen, war mein Trick das Resultat meiner lebenslangen Verweigerung zu lernen, *wie* ich die Person im Spiegel nennen sollte. Mein Gesicht hatte sich so oft verändert, daß mir nie genügend Zeit geblieben war, mit ihm vertraut zu werden, mehr als eine flüchtige Beziehung zu ihm aufzubauen. Es fiel mir leicht, Überzeugungen in bezug auf körperliche Schönheit zu entwickeln, ihr bestimmte Eigenschaften zuzuschreiben, auf die ich, wie ich meinte, einfach nur warten mußte. Es war einfacher zu denken, ich sei noch nicht schön oder liebenswert genug, als zuzugeben, daß diese Eigenschaften vielleicht nicht zu jener Sache gehörten, die ich Schönheit nannte.

Ohne eine weitere Operation, an die ich all meine Hoffnungen hängen konnte, fand ich mich auf mich selbst zurückgeworfen. Und etwas in mir begann, mich zu verfehlen. Es gab einen Teil in mir, der wußte, daß ich ganz, daß ich heil war; einen Teil, der immer schon dagewesen war. Es schien, als hätte dieser Teil gewußt, daß es nötig war, so lange zu warten; zu warten, bis sich der ungeduldige Lärm, der ihn umgab, gelegt hatte, bis die anderen Stimmen in meinem Inneren schwächer und heiser geworden waren, bevor er zu sprechen beginnen konnte, bevor ich anfangen würde, seiner Stimme zu lauschen.

Eines Abends, kurz vor Ende meiner langen Trennung vom Spiegel, saß ich in einem Café und unterhielt mich mit einem Mann, den ich recht anziehend fand. Plötzlich fragte ich mich, wie ich für ihn aussehen mochte. Was sah er *wirklich*, wenn er mich anschaute? Ich saß in diesem Café, stellte mir die alte Frage und mußte verwirrt feststellen, daß ich zum ersten Mal in meinem Leben keine Antwort parat hatte. Ich hatte so lange schon nicht mehr in den Spiegel geschaut, daß ich einfach keine Ahnung hatte, wie ich wirklich aussah. Ich beobachtete meinen Gesprächspartner, während er sprach; mein ganzes Leben lang hatte ich meine Häßlichkeit den anderen übergeben und nur die unterschiedlichen Arten gesehen, wie sie auf mich zurückgeworfen wurde. Widerstrebend mußte ich zugeben, daß das Verhalten meines Begleiters anzeigte, daß er positiv auf mich reagierte.

Und dann erfuhr ich einen Augenblick der Freiheit, so wie vor vielen Jahren hinter der Halloween-Maske. Als Kind hatte ich erwartet, frei zu sein, wenn ich mir ein neues Gesicht aufsetzte, doch jetzt erkannte ich, daß man nur frei war, wenn man etwas ablegte; wenn ich das Bild, das ich von mir hatte, ablegte.

Ich hatte immer angenommen, die Wahrheit sei ewig, und sobald ich einmal *wußte*, sobald ich sie erkannte, würde sie mich stets begleiten – eine Konstante, an der alles gemessen werden konnte. Jetzt weiß ich, daß es nicht so ist; daß die meisten Wahrheiten im Grunde unsicher sind; daß wir ein ganzes Leben lang hart daran arbeiten müssen, uns an die grundlegenden Dinge zu erinnern. Die Gesellschaft ist in diesem Fall keine Hilfe. Sie erzählt uns immer wieder, daß wir am meisten wir selbst sein können, wenn wir wie andere handeln und aussehen. Dadurch lassen wir unser eigentliches Gesicht hinter uns, und es verwandelt sich in einen Geist, der uns unvermeidlich, unentrinnbar ärgert und verfolgt. In diesem Café wurde mir plötzlich klar, daß das, was man manchmal in Filmen sieht oder in Büchern liest, gar nicht so falsch ist; daß die Toten erst wissen, daß sie tot sind, nachdem sie sich der unwiderlegbaren Prüfung unterzogen haben: Sie sind tot, wenn sie sich nicht mehr im Spiegel sehen können.

Während ich die Wärme der Tasse an meiner Hand spürte, erschien mir diese kleine Beobachtung wie eine große Offenbarung. Ich wollte meinem Begleiter davon erzählen, aber er war in seine eigenen Gedanken vertieft, und ich wollte ihn nicht unterbrechen, also blickte ich neugierig auf das Fenster hinter ihm, in dessen nächtlich-silbrigem Glas sich das ganze Café spiegelte, um zu sehen, ob ich mich jetzt erkennen könnte.

Ich möchte dem Bunting Institute of Radcliffe College, der Corporation of Yaddo und dem Fine Arts Work Center in Provincetown danken.

234